Otizmle Yolculuğum

Bir Annenin Hikayesi –
Gözyaşlarıyla, cesaretle ve küçük
kahramanımla

"Farklı olmak, daha az değerli olmak demek değildir."

Yayın Bilgileri

Başlık:
Otizmle Yolculuğum – Bir Annenin Hikayesi, Gözyaşlarıyla, cesaretle ve küçük kahramanımla

Yazar:
Nurgül Alkaya

Telif Hakkı:
© 2025 Nurgül Alkaya
Tüm hakları saklıdır.

Sayfa düzeni ve tasarımı:
Nurgül Alkaya

Kapak tasarımı:
Yapay zeka destekli yaratıcı teknolojiyle iş birliği içinde oluşturulmuştur.

Yayın platforu: BoD · Books on Demand GmbH, Überseering 33, 22297 Hamburg, bod@bod.de
Baskı: Libri Plureos GmbH, Friedensallee 273, 22763 Hamburg

ISBN: **978-3-8192-9897-4**

Bu kitapta paylaşılan deneyimler ve içerikler kişisel yaşantılara dayanmaktadır.
Herhangi bir tıbbi, psikolojik veya terapötik danışmanlığın yerini tutmaz.
Bireysel durumlar için lütfen ilgili profesyonel kurumlara başvurun.

Kitabımı okuduğunuz ve hikâyemize ilgi gösterdiğiniz için içtenlikle teşekkür ederim.

*"En cesur yolculuklar, bazen bilinme-
yene atılan tek bir adımla başlar."*

Inhaltsverzeichnis

Yazar Hakkında

Nurgül Alkaya, 1984 yılında Almanya'nın Bergisch Gladbach şehrinde dünyaya geldi.

Aile bağlarının güçlü olduğu, karşılıklı saygı ve sevginin her zaman ön planda olduğu bir ortamda büyüdü.
Çocukluğundan beri insanlara karşı güçlü bir empati duygusu taşıdı ve kalpten gelen bir bağlılıkla kendi yolunu çizme arzusunu hep içinde taşıdı.

2008 yılında Mahir ile evlendi.
Birlikte sevgi, güven ve karşılıklı destek üzerine kurulu bir yuva inşa ettiler.

Hukuk bürosunda asistanlık eğitimi almış olsa da, taşındıktan sonra yolu yaratıcı bir alan olan kozmetik dünyasına yöneldi.
Büyük bir emek, kalpten gelen cesaret ve azimle sekiz yıl boyunca işlettiği kendi kozmetik stüdyosunu kurdu.

Orada yalnızca güzellik alanında beceriler kazanmakla kalmadı — aynı zamanda insanların duygularına dokunmanın, onları oldukları gibi görmenin ve kendilerini iyi hissettirmelerinin ne kadar kıymetli olduğunu öğrendi.

2011 yılında kızı Berfin dünyaya geldi – o an hayatını tarifsiz bir sevgiyle ve derinlikle doldurdu.
2016 yılının Mayıs ayında oğlu Kaya Ali doğdu.
Adı en başından belliydi: Kaya.
Gülümsemesiyle hayatlarına özel ve bambaşka bir sevgi boyutu kattı.

Üç yıl sonra gelen bir teşhis tüm aile düzenlerini yeniden şekillendirdi: Kaya otizm spektrumunda yer alıyordu.
Bu, her şeyi değiştiren bir kırılma noktasıydı – aynı zamanda yeni bir başlangıç.

Korkuya ve belirsizliğe teslim olmak yerine, Nurgül bu zorluğun içinde en büyük gücünü buldu.
Kendini aşmayı, farklı yollar izlemeyi, engelleri sorgulamayı ve toplumun beklentilerinden sıyrılmayı öğrendi.

Bu kitabında yalnızca kendi hikâyesini anlatmakla kalmıyor – aynı zamanda benzer yollardan geçen ailelere umut olmak istiyor.
Göstermek istiyor ki:
Otizmle yaşamak, çaresizlikle dolu bir hayat demek

değil – sevgi, gelişim ve özel anlarla örülü bir yaşam demektir.

Farklı bir yaşam olabilir – ama asla eksik değil.

Bu yolculuk, daha derin görmeyi ve koşulsuz sevmeyi öğreten bir hayat yoludur.

2021 yılından bu yana @mama_mit_autist adlı Instagram hesabında yaşadıklarını paylaşıyor.

Pozitif enerjisi, samimiyeti ve zor konuları cesurca ele almasıyla binlerce aileye ilham oluyor.

Onun yaşam mottosu:

„Her gün yeni bir fırsat doğuyor – hayatı açık kollarla karşıla."

Bu söz onun için sadece bir cümle değil – her gün yaşadığı bir gerçek.

"Sevgi, 'farklı mısın?' diye sormaz.

O, sadece var olur."

Önsöz

Bu kitap sevgiyle doğdu.
Oğlum Kaya'ya, aileme – ve içimde taşıdığım derin
bir niyete adandı:
Benimle benzer bir yoldan yürüyen diğer annelere
umut olmak için.

Bu yol, sorularla dolu bir yolculuktu.
Belirsizlikle, korkuyla, endişeyle…
Ama aynı zamanda güvenle, umutla ve koşulsuz bir
sevgiyle örülüydü.

Otizm hakkında ilk kez ciddi olarak düşündüğümde,
kendimi tamamen kaybolmuş hissettim.
Çevremdeki bilgisizlik canımı yakıyordu.
Bir anda, geleceğimiz bambaşka görünmeye başla-
mıştı.
Kafamda binlerce soru vardı, kalbimde korkular,
içimde suçluluk hissi.

Ama tüm bunlara rağmen içimde tek bir gerçek
vardı:
Oğlum için her zaman orada olacaktım.

Yazmaya başladım…
Çünkü zihnimdeki kaosu düzene koymak istedim.

Çünkü kelimelerin köprüler kurabileceğine inanıyordum – önce kendime, belki de sonra başkalarına.
Çünkü o anlarda ihtiyacım olan kitapları bulamadım.
Sadece bilgi sunan değil, duyguları da paylaşan kitaplar.
Sadece teşhis anlatan değil, yüreğe dokunan kitaplar.

Bir gün, uykusuz bir gecede bir annenin bu kitabı eline alıp şöyle demesini istedim:
„Yalnız değilim.“

Bu kitap, bizim hikâyemizi anlatıyor – bir annenin gözünden.
Kırıldığımı sandığım anları…
Ve bir tebessümle yeniden ayağa kalktığım o değerli anları.

Gerçek, bazen acı verecek kadar açık bu kitapta.
Çünkü inanıyorum ki güç, her şey yolundaymış gibi görünmekte değil –
Tüm kırılganlığımızla var olabilmekte saklı.

Ve yine de bu kitabın her kelimesi umutla yazıldı.
Sevgiyle.
Ve derin bir inançla:
Her insan, olduğu haliyle yeterlidir.

Bir şeyi özellikle belirtmek isterim:

Otizm spektrumundaki bireyler için dilin saygılı ve dikkatli olması çok önemlidir.

Bu kitapta kullandığım ifadelerde herhangi bir hata varsa, bu asla saygısızlıktan kaynaklanmaz.

Ben nörotipik bir anne olarak yazıyorum – ve çocuğumun dünyasını tamamen anlayabileceğimi iddia etmiyorum.

Ama söz veriyorum:

Dinliyorum. Öğreniyorum. Ve anlamak için her gün bir adım daha atıyorum.

Bu kitap bir rehber değil.

Doğru yolun haritası da değil.

Bu kitap, sadece kalbimden geçen yol.

Dolambaçlarla, çıkmaz sokaklarla, engellerle ve ışık dolu anlarla bezeli bir yol.

Eğer bu satırları okuyorsan, dilerim ki aralarında şunları bulursun:

Teselli. Cesaret. Umut. Ve sevgi.

Hoş geldin yolculuğumuza.

Farklı ama mucizelerle dolu bir dünyaya hoş geldin.

"Başkaları engel görürken,

benim kalbimde cesaretten köprüler
yeşerir."

Otizm Bir Gökkuşağı Gibi Renkli

Otizm denince aklıma renkler geliyor.
Siyah beyaz bir resim değil bu; her tonuyla parlayan
bir gökkuşağı gibi.
Bazen yumuşak ve narin, bazen güçlü ve sarsıcı.
Her renk kendi hikâyesini anlatıyor – tıpkı otizm
spektrumundaki her bireyin benzersiz olması gibi.
Kendi güçlü yönleriyle, zorluklarıyla, düşünceleriyle
ve hisleriyle…

„Tipik" bir otizm profili yoktur.
Sonsuz çeşitlilikteki algılar ve yaşantılarla şekillenen
canlı bir mozaiktir otizm.

Otizm hakkında daha derinlemesine okumadan, göz-
lem yapmadan ve öğrenmeden önce benim de –
çoğu insan gibi – oldukça tek yönlü bir algım vardı.
Göz teması kurmayan, konuşmayan, içine kapanık
çocuklar gelirdi aklıma.
Kapalı, yabancı ve bir nebze hüzünlü bir dünya gibi
görünürdü.

Ama ne kadar çok okudum, izledim ve öğrendiysem,
şunu o kadar net fark ettim:

Otizm tek bir form değildir.

Konuşmayan çocuklar da vardır, durmaksızın sevdiği konudan bahseden çocuklar da.

Bazısı duyguları çok yoğun hisseder, bazısı başka insanların duygularını anlamakta zorlanır.

Kimisi sıkı bir düzene ihtiyaç duyar, kimisi hayal gücüyle hepimizi şaşırtır.

Otizm „eksiklik" demek değil, sadece „farklılık" demektir.

Ve bu farklılık, en az diğer tüm farklılıklar kadar değerlidir.

Hatta belki daha da kıymetlidir – çünkü bizi alışılmış bakış açılarını sorgulamaya zorlar.

Hızla yargılamadan önce sormayı öğretir.

Gerçek bağlantının ancak kalpten kalbe kurulabileceğini hatırlatır.

Bir anne olarak, oğlumun teşhisini ilk öğrendiğimde anlamakta zorlandım.

Kafamda hep aynı sorular dönüyordu:

Bu onun geleceği için ne anlama geliyor?

Doğru yolu bulabilecek miyim?

Bir gün bir yere ait olabilecek mi?

Korkularım büyüktü. Kalbim ağırdı.

Ama tam o anda, o karanlığın içinde bir ışık doğdu.

Anlamaya başladım:
Oğlum eksik değil – sadece farklı.
Ve farklılık… bazen en güzel olandır.
Bakış açımızı değiştirirsek bunu görebiliriz.

Eksik olanlara değil, var olanlara bakmayı öğrenmek gerek.
Üzülmek yerine hayran kalmayı…

Otizm, tüm varoluş renklerini barındıran bir gökkuşağı gibidir.
Bazen parlak ve dikkat çekici, bazen yumuşak ve neredeyse görünmez.
Bazen fırtınalı ve zorlayıcı – ama her zaman gerçek, her zaman benzersiz.

Hiçbir gün bir diğerine benzemez.
Hiçbir gülüş, hiçbir bakış, hiçbir hareket sıradan değildir – tam da bu yüzden çok kıymetlidir.

Bu süreçte, kendime bakışım da değişti.
Sabretmeyi yeniden tanımladım.
Sabır, beklemek değilmiş meğer – kalpten eşlik edebilmekmiş.

Oğlum Kaya Ali, bana yavaşlamayı, dikkatle bakmayı, sadece akılla değil, kalple de algılamayı öğretti.

En büyük mucizeler bazen küçük anlarda saklıdır:
Bir bakış – güven dolu.
Bir gülümseme – güneş ışığı gibi.
Hiç beklenmeyen bir kelime – bir hediye gibi.

Artık oğlumu başkalarıyla kıyaslamayı bıraktım.
Çünkü Kaya, olduğu haliyle mükemmel.
Gökkuşağımıza kendi rengini katıyor – ve ben onun
annesi olmaktan gurur duyuyorum.

Evet, bazı günler gökyüzü gri.
Yol zor gelebiliyor.
Ama o günlerde bile bizi taşıyan görünmeyen bir bağ
var:
Koşulsuz sevgi.

Bu kitapta göstermek istiyorum ki:
Otizm sadece zorluklar getirmiyor.
Aynı zamanda dünyayı daha derin, daha renkli, daha
özel algılayan bir bakış açısı da getiriyor.
Bu bakış, bizi durmaya, yeniden bakmaya ve yaşamın
çeşitliliğini kutlamaya davet ediyor.

Çünkü bir kez kalbinle görmeyi öğrenirsen…
Fark edersin ki:
Dünya sandığımızdan çok daha renkli.

Ve belki – sadece belki – bir gün fark ederiz:

Bu dünyayı şekillendirenler en çok konuşanlar değil...
Kendi ışığını sessizce yayanlardır.

Kaya o ışıklardan biri.
Ve ben, onun ışığını görebildiğim için sonsuz şükran doluyum.

"En büyük aşkımızın gerçeği,

çoğu zaman en küçük anların içindedir."

Motivasyonum –
Bu Kitabı Neden Yazıyorum

İstanbul'a yaptığım bir seyahatte, küçük bir kafede
otururken tamamen ani bir kararla geleceğimi öğren-
meye karar verdim – kahve falı ve tarot kartlarıyla.

İkisi de küçük bir ücret karşılığında sunuluyordu.
Her ne kadar karışık duygularla orada oturuyor olsam
da, bu deneyime kendimi bıraktım.

Fal sırasında garip bir uzaklık hissi içindeydim.
Sanki oradaydım ama bir yanım o anla bağ kuramı-
yordu.
Gözlerim etrafta dolanıyor, kulağım söylenenleri din-
liyordu ama kalbim başka bir yerdeydi.
Yorgunluk da vardı içimde – ama daha çok içsel bir
huzursuzluk, bir direnç...
Belki de bilinmeyene teslim olmaya karşı duyduğum
bir güvensizlikti bu.
Kaderimin bir fincanda ya da kartlarda yazılı oldu-
ğunu kabul etmek bana çok yabancı gelmişti.

Söylenenleri unutmamak ve daha sonra yanımda olan
arkadaşlarımla paylaşmak için seansı gizlice telefo-
numa kaydettim.

Ciddi bir analiz yapmak gibi bir niyetim yoktu – sadece sıradışı bir anıya küçük bir hatıra bırakmak istemiştim.

Kafeden ayrıldığımda aklımda sadece şu düşünce vardı:
Beni çok da etkilemedi.

Ama birkaç ay sonra, sıradan bir günün en sade anında – çamaşır asarken mi, yemek yaparken mi, hatırlamıyorum – o falcının söylediği bir cümle aniden zihnime düştü:
"Otizmle ilgili bir kitap yazacaksın."

Gülümsedim.
Bu gülümseme hem hafif alaycıydı hem de içinde derin bir düşünce barındırıyordu.
O an saçma gelmişti – ama şimdi öyle değildi.
Sanki o düşünce içimde sessizce büyümüş, yeşermişti.
Ben farkında olmadan kök salmıştı.

Ve haftalar sonra bir gün, kızım Berfin'in not defterine uzandım – içi küçük kalpler, renkli çizgiler, güneşler ve eğri büğrü harflerle doluydu – ve yazmaya başladım.

Plansız.

Tecrübesiz.

Edebi bir hedefim olmadan – ama içten gelen bir sesle.

Duygularımla.

Sevgiyle.

Yazdığım her cümle, adım attığım yeni bir yolun taşı gibiydi.

Bu yolun ne haritası vardı, ne de sonu belliydi.

Ama kalbimde taşıdığım duygu çok netti:

İçimde kalmasın. Dışa aksın.

Düşüncelerimi toparlamak istedim.

Yaşadıklarımızı unutmamak, hissettiklerimizi görünür kılmak...

Sessiz anları da, yüksek sesli çığlıkları da.

Umudu da, korkuyu da.

Kimsenin fark etmediği, ama bizim için büyük olan o küçük başarıları...

Ve belki bir gün...

Kendini yalnız hisseden bir anneye ulaşmak istedim.

Tıpkı benim bazı günlerde hissettiğim gibi...

Uykusuz gecelerde kendi kendine "Yetiyor muyum?" diye soran bir anneye.

"Yeterince güçlü müyüm?"

"Gerçekten anlaşılıyor muyum?" diye düşünen bir kadına...

Eğer bu kitap yalnızca bir tek kalbe dokunabilirse —
bir annenin kendini daha az yalnız hissetmesini sağ-
larsa,
bir gözyaşını silerse ya da bir yüreğe umut bırakırsa —
o zaman her kelimeye, her duraksamaya, her tered-
düde değmiş olur.

Çünkü mesele sadece hikâyemizi anlatmak değil.
Asıl mesele; bazen bizim bile aradığımız ışığın bir kı-
vılcımını başkasına ulaştırabilmek.

Ve ben de yazdım…
Bir cümle, sonra bir diğeri…
Bir kalp atışı, sonra bir nefes…

"Her gün, kendi yolumla güçlü olmayı öğreniyorum."

İlk Gözyaşları

Kaya, hayatının ilk aylarında yaşına uygun şekilde gelişiyordu.

Göz teması kuruyordu, iltifat ettiğimizde gülümsüyor, hevesle emekliyor ve ilk doğum gününden kısa bir süre sonra kendi başına yürümeye başlamıştı.

Her şey yolunda görünüyordu.

18 aylıkken kreşe başladı – ablası Berfin'in de zamanında gittiği, sevgi dolu aynı kuruma.

Alışma süreci sorunsuz geçti.

Kaya mutlu görünüyordu ve ben onun bu kadar açık ve sıcak karşılanmasından dolayı minnettardım.

Hiçbir endişem yoktu.

Her şey o kadar normal, o kadar doğal, o kadar huzur vericiydi ki...

Birkaç hafta sonra ilk gelişim görüşmesi yapılacaktı.

Berfin'den alışkındım: Bu tür görüşmeler genellikle küçük, gülümseten anlarla geçerdi.

Küçük ilerlemeler, sevecen yorumlar ve öğretmenlerin yumuşak tebessümü eşlik ederdi.

Yani bu görüşmeye de beklentisiz ama tamamen içim rahat bir şekilde gittim.

Ama bu görüşme farklıydı. Çok farklı.
Ben sevgi dolu gözlemler duymayı umuyordum –
ama bunun yerine yüreğime kazınan bir cümleyle
karşılaştım:

"20 yıllık meslek hayatımda böyle bir çocuk görme-
dim."

Donup kaldım.
Kalbim hızla çarpmaya başladı, başım uğulduyordu.
İçimdeki her şey o an kalkıp kaçmak istiyordu – bu
kelimelerin var olmadığı bir yere.
Dinlemeye çalıştım… ama sanki sesler uzaklaştı.
Aynı anda hem oradaydım hem yoktum.

Öğretmenler konuşmaya devam etti, ses tonları sa-
kindi, açıklamaları netti:

Kaya'nın aylardır neredeyse hiç gelişim göstermedi-
ğini…
Kurallara uymakta zorlandığını…
Sabah halkasına katılmadığını, genellikle kendi küçük
dünyasında kaldığını…
Diğer çocuklara ilgi göstermediğini, arkadaşlık kur-
madığını…
Gruba uyum sağlamadığını…

Fiziksel olarak orada olsa da ruhen uzak gibi durduğunu…

Söylenen her kelime kalbime birer bıçak gibi saplandı.
Benim çocuğum gerçekten bu kadar "farklı" mıydı?
Ben bunu nasıl fark etmemiştim?
Yoksa ben kötü bir anne miydim?

Düşüncelerim birbirine karıştı.
Umutsuzca bir açıklama aradım – ama sadece bir boşluk bulabildim.
Sanki altımdaki zemin parçalanmıştı.
Bütün güvendiğim şeyler bir anda güvensizleşmişti.

Öğretmenlerin söyledikleri beni derinden sarstı.
Bir noktadan sonra bilinçli olarak dinleyemez hâle geldim.
Sadece bulanık bir şekilde hatırlıyorum:
Erken destek almamızı önerdiler.

Sonra arabada otururken her şey çöktü üzerime.
Maske…
Dik duruş…
Kendime zorla telkin ettiğim o güç – hepsi gitti.

Dayanamadım.
Ağlamaya başladım.

Bunlar çaresizliğimin ilk – ama son olmayan – göz-
yaşlarıydı.

Çocuğum için duyduğum korkunun gözyaşları.
Hiçbir şey fark etmediğim için içimi kemiren suçlulu-
ğun gözyaşları.
Bu yolculuğa hazırlıksız çıktığımı hissettiğim için ge-
len çaresizlik gözyaşları.

Uzun süre oturdum öylece…
Ellerim direksiyona kenetlenmiş, başım eğik.
Kendimi güçsüz, kaybolmuş, küçücük hissettim.
Hiç olmadığım kadar kırılgan...

Neden herkes sadece eksik olanı görüyor?
Neden Kaya'nın içinde parlayan ışığı kimse fark et-
miyor?
Neden hiç gelişim göstermediği söyleniyor?
Ve neden – neden ben fark etmedim?

İçimde ağır bir duygu büyüdü:
Belki de ben başarısız oldum.
Yeterince dikkatli olmadım.
Yeterince çaba göstermedim.
Yeterince sevmedim…

Kendimden şüphe ettim.
Belki de Kaya çoktan konuşmuştu – kendi dilinde.

Belki çoktan gülümsemişti – dikkatli bakanlar için.
Belki ben sadece anlayamamıştım.

Güneş yavaş yavaş batarken ve dünya dönmeye devam ederken, ben orada öylece oturuyordum.
Donmuş bir hâlde.
Üzgün.
Korkmuş.

Ama derinlerde bir yerlerde – henüz çok küçük, neredeyse duyulmaz – bir şey kıpırdadı:
Nazik, çekingen bir kararlılık.
Sessiz bir iç söz.

Oğluma verdiğim bir söz:
Ne olursa olsun, senin yanında olacağım.
Seninle birlikte bakmayı öğreneceğim – sana karşı değil.
Dilini anlamaya çalışacağım – sessiz ve alışılmamış olsa bile.
Seninle birlikte savaşacağım – savaşman gerekirse.
Ve seni özgür bırakacağım – ihtiyacın varsa.
Senin güçlü yönlerini arayacağım – eksiklerini değil.

O zamanlar bu yolun ne kadar zorlu olacağını bilmiyordum.
Kaç kez sınırlarıma dayanacağımı…
Kaç gözyaşı daha dökeceğimi…

Kaç kez yeniden sorgulayacağımı...

Ama bir şeyi çok iyi biliyordum:
Bu yolu yürüyecektim. Kaya için.
Bizim için.
Her şeyi taşıyan o sevgi için.

Ve bugün – yıllar sonra geriye dönüp baktığımda –
biliyorum ki:
O ilk gözyaşı bir son değildi.
Bir başlangıçtı.

Sevmenin yeni bir yolunun başlangıcı.

"Bazen düşmek sorun değil. Önemli olan, yeniden ayağa kalkabilmem."

Bilinmeyene Atılan İlk Adım – Erken Destek Süreci

Bir çocuk gelişiminde gecikme yaşıyorsa ya da dikkat çeken davranışlar sergiliyorsa, zamanında alınan erken destek müdahalesi bazı sonuçları hafifletebilir – hatta en iyi ihtimalle tamamen ortadan kaldırabilir.

Bir anne olarak bunu teorik olarak biliyordum.
Okumuştum.
Broşürler görmüştüm.
Açıklamalar dinlemiştim.
Kavramlara, yöntemlere, iyi niyetli önerilere aşinaydım.

Ama konu bir anda kendi çocuğuma gelince, her şey yabancı ve ürkütücü geldi.
Yabancıydı, çünkü bizi nelerin beklediğini bilmiyordum.
Ürkütücüydü, çünkü artık hiçbir şeyin hayal ettiğim gibi olmayacağını hissediyordum.
Sanki yoğun bir sisin içine giriyordum – ve yolun nereye gittiğini göremiyordum.

Öğretmenlerle yaptığımız görüşmeden sadece birkaç hafta sonra, destek sürecimiz başladı.
Her şey beklediğimden daha hızlı gelişti – ama ben hazır değildim.

Ne yaşayacağımızı bilmiyordum.
Ama bir şeyi biliyordum:

Oğlum için en iyisini istiyordum.
Onu desteklemek için elimden gelen her şeyi yapacaktım.
Bu yol nereye giderse gitsin.
Her adım karanlıkta ilerlemek gibi gelse bile...

Haftada iki kez gelen bir uzmanla başladık – biri
evde, biri kreşte.
Her buluşma küçük bir cesaret sınavı gibiydi.
Yeni bir dünyaya temkinli bir yaklaşımdı bu.

Kaya, yeni insanlara ve alışılmamış durumlara karşı
çok hassas tepki verirdi.
Her karşılaşma bir mücadeleydi – hem onun için
hem de benim için.
Onu dikkatle izliyordum.
Davranışlarını anlamaya, sinyallerini çözmeye, onun
küçük dünyasına girmeye çalışıyordum.
Ama çoğu zaman kendimi çaresiz hissediyordum.
Sanki bir kapının önünde duruyor, nazikçe tıklıyor –
ve içeri alınmayı diliyordum.

Uzman kişi büyük bir sabırla Montessori ve motor
beceri oyunlarıyla ilgisini çekmeye çalışıyordu.
Empatisi, bilgisi, duyarlılığı vardı – Kaya'nın

dünyasıyla kendi bilgisi arasında köprü kurmaya uğra-
şıyordu.

Ama Kaya, buna neredeyse hiç karşılık vermiyordu.
Oynuyorsa bile kendi tarzında oynuyordu.
Oyuncakları amacının dışında kullanıyor, elinde dön-
dürüyor, renklerine veya şekillerine göre diziyor – ya
da hiç ilgilenmiyordu.

Bazen sanki kendi içinde yaşıyordu.
Kuralları olan, farklı bir melodisi olan bambaşka bir
dünya.
Ben o dünyanın dışında duruyordum.
Kapısında bekliyordum.
Sessizce tıklatıyordum.
Bir işaret bekliyordum.

Ama çoğu zaman kapı kapalı kalıyordu.

Beni daha çok endişelendiren şey ise Kaya'nın uz-
mana verdiği tepkilerdi.
Sadece onun varlığı bile Kaya'yı huzursuz ediyor,
gerginleştiriyordu.
Ona yaklaşmıyor, göz teması kurmuyor, içine kapanı-
yordu.
Bazen kaçıyor, mobilyaların arkasına ya da arkamda
saklanıyordu.

Kendime soruyordum:
Bu normal mi?
Yoksa bir işaret mi?
Aşırı bir tepki mi?
Yoksa çok daha derin bir şey mi?
Bir seansla "düzelmeyecek" bir şey mi?

Haftalar süren dikkatli gözlemlerden sonra terapistimiz bir öneride bulundu:

"Ben bir doktor değilim, teşhis koyamam.
Ama Kaya'nın otistik olabileceğini düşünüyorum.
Otizm merkezinden gelen çocuklarla deneyimim var."

Otizm mi? Kaya mı?

Bu kelime havada asılı kaldı.
Ağırdı.
Yüksek sesliydi.
Ama bir o kadar da sessizdi.
Otizm sadece bir kelime değildi.
Bu yeni bir dünyanın kapısıydı.
Sorularla, belirsizliklerle, korkularla dolu bir dünya.
Tanımadığım ama beni içine doğru çeken bir dünya.
Ve – bunu çok sonra anlayacaktım – mucizelerle dolu bir dünya.

Uzman, sosyal pediatrik merkezden (SPZ) randevu almamızı önerdi.

Orada uzmanlar Kaya'yı daha yakından gözlemleyebilirdi.

Bu özel davranışların ardında ne olduğunu anlamaya çalışabilirlerdi.

Bize o ilk ve önemli randevuda bizzat eşlik etmeyi bile teklif etti.

Destek olmak için.

Soruları yönlendirmek, yanımızda olmak için.

Bu teklif beni o an derinden etkiledi.

Çünkü içten içe kendimi çok yalnız hissetsem de, aslında tamamen yalnız değildim.

O görüşmeden sonraki akşamı hâlâ çok net hatırlıyorum.

Kanepeye oturmuştum.

Kaya'yı kucağımda tutuyordum.

Saçlarını kokluyordum.

Nefesini dinliyordum.

Çok huzurluydu.

Çok tanıdıktı.

Çok sevilmişti.

Ve tüm o belirsizliğin içinde bir gerçek vardı, korkunun bile yenemediği:

Onu koruyacaktım.
Yanında olacaktım – ne olursa olsun.
Öğrenecektim, büyüyecektim, savaşacaktım, sevecektim.

Uzun yolculuğumuz başlamıştı.
Bilinmeyene atılan ilk adımdı bu.
Şüpheyle dolu bir adımdı.
Ama aynı zamanda umutla dolu bir adımdı.
Sevgiyle atılmış bir adımdı.

Her şeyi değiştiren – ama tam da atılması gereken bir adımdı.

Kaya'yı Gözlemliyorum

"Otizm" kelimesini elbette duymuştum.
Belgesellerde, makalelerde, sohbetlerde geçmişti adı.

Hayatımın kenarında, uzakta bir yerlerde duran, neredeyse soyut bir kelimeydi bu.
Ama bir gün, birdenbire **kendi çocuğumu** ifade etmek için kullanıldığında...
O an ne demekti bu kelime?

Terapist Kaya'da bazı belirtiler görmüştü – ama ben neden fark etmemiştim?
Her gün yaşadığımız onca an, küçük büyük her etkileşim...
Neden bana daha açık bir sinyal vermemişti?

Hızla fark ettim: **Yeterince bilgiye sahip değildim.**
Ve kendimi bir anda dev bir soru işaretinin karşısında bulan bir anne olarak, pek çok kişi gibi ben de önce telefonuma sarıldım.

Google'a başvurdum.
Bloglar okudum.
Forumlarda gezinmeye başladım.
Kitaplar aldım, kütüphaneden uzman yayınlar ödünç aldım.

Bulabildiğim her bilgiyi içime çekerek okumaya başladım.

Anlamak istiyordum.
Anlamak zorundaydım.

Sanki görünmeyen bir ağın içinden geçiyordum – el yordamıyla, arayarak, açıklık özlemiyle...

Ve bu arada fark ettim ki:
Ailemde, çevremde, tanıdıklarım arasında **resmî olarak otizm tanısı almış** kimse yoktu.
Otizm benim için sadece belgelerde, yazılarda, belki hikâyelerde geçen bir kavramdı –
ama **yaşadığım** bir gerçeklik değildi.

Şimdi ise...
Hayatımın tam ortasındaydı.
Kalbimin tam içinde.

Fakat ne kadar çok okursam, o kadar çok kafam karıştı.
Çünkü otizm spektrumu o kadar genişti ki, neredeyse her davranış bir yere uyuyordu.
Bazı tanımlar Kaya'ya uygundu, bazıları hiç değildi.

Bir kesinlik arıyordum – ama daha fazla **soru** buluyordum.
Okudukça ayaklarımın altındaki zemin çözülüyordu adeta.

43

Bu yüzden okumayı bıraktım.

Ve Kaya'yı **bilinçli olarak izlemeye** başladım.

Teşhis gözlüğüyle değil.

Makalelerle değil.

Kendi gözümle.

Kendi kalbimle.

Kaya'yı bir kalıba sokmak istemiyordum.

Onu **gerçek** hâliyle görmek istiyordum.

Olduğu gibi. Yorumlamadan. Etiketlemeden.

Üç yaşına yaklaşırken fark ettim:

Koşarken ya da çok mutlu olduğunda elleriyle sık sık kanat çırpar gibi hareketler yapıyordu.

Hafifçe sallanıyor, bazen sanki dans eder gibi titreşiyordu.

Dışarıdan bakıldığında tuhaf gelebilecek bu davranışlar bana artık bir **işaret** gibi görünüyordu.

Bazen adını çağırdığımda hiç tepki vermiyordu.

Sanki duymuyordu – ya da sesim ona ulaşmıyordu.

Ama onun duyduğunu biliyordum.

Gece en ufak bir sesi fark ettiğini, sevdiği melodileri dinlerken dikkat kesildiğini gözlemlemiştim.

Bu işitme ile ilgili değildi – **bu algılayış biçimiydi.**

Rol oyunlarına hiç ilgi göstermiyordu.

Oyuncakları amacına uygun kullanmazdı.

Arabaları sıralar, nesneleri döndürür, uzun uzun

44

küçücük detaylara bakardı.

Bazen sanki dünyaya başka bir düzeyden bakıyordu – daha derin, daha yoğun, yüzeyin çok ötesinden.

Diğer çocukları genellikle görmezden gelirdi.
Ablası Berfin'e bile çoğu zaman mesafeli davranırdı – sanki onun varlığı dünyasını bölüyordu.

Berfin ona yaklaştığında uzaklaşır, bazen iter, saçını çeker ya da başka bir odaya sessizce geçerdi.
Bu ne öfkeydi ne inat.
Sadece: **fazlaydı.**
Aşırı geliyordu. Taşıyamıyordu belki de.

Ama en dikkat çekici olanı, **konuşmanın olmayışıydı.**

Yaşıtları cümleler kurarken Kaya sessizdi.
Bir şey istediğinde işaret eder, beni elinden tutup götürür, sesler çıkarırdı – ama **kelimeler yoktu.**

Onun sessizliği, sessizlik değildi aslında.
Bu, sadece benim öğrenmeye çalıştığım **başka bir dildi.**

Ve işin en ilginç yanı:
O içinde neler taşıdığını başka bir şekilde gösteriyordu.

Daha iki yaşında bile **Almanca, İngilizce ve Türkçe** olarak sayıları tanıyabiliyor ve söyleyebiliyordu.

Renkleri biliyordu, geometrik şekilleri ayırt ediyordu, birçok hayvanı tanıyor ve çocuk şarkılarını ezbere söylüyordu.

Alfabeyi sadece baştan değil, tersten de sıralayabiliyordu.

Bu bilgileri hatasız ve net bir şekilde kullanıyordu.
Ama bizimle konuşmuyordu.
İsteklerini anlatmıyor, duygularını paylaşmıyordu.
Cümle kurmuyor, soru sormuyordu.

Onun dünyası bilgiyle doluydu – net, etkileyici, kusursuz...
Ama o dünya bizim için uzun süre sessiz kaldı.

Gözlemlerim yavaş yavaş birikmeye başladı.
Tıpkı bir yapboz gibi...
İçimdeki umutlara ve kabullenmek istemeyişime rağmen parçalar birleşmeye başladı.
Her küçük ayrıntı bir resmin parçası hâline geldi.
Ve bu resmi önce ürkerek, sonra daha net görmeye başladım.

Artık göz ardı edemezdim.
Kabul etmek istemesem de görüyordum.

Kaya'nın davranışları ve gelişimi, onu otizm spektrumunun tam ortasına yerleştiriyordu.
Bir kenarında değil.
"Belki" değil.
Merkezinde.

Bu bir istisna değildi.
Bu, onun benzersiz gerçeğinin bir parçasıydı.

Ve o an geldi...
Artık biliyordum:

Netliğe ihtiyacımız vardı.
Resmî bir teşhise.
Bize yol gösterebilecek uzmanlara.

Bir yola...
Normlara göre değil, Kaya'ya göre çizilecek bir yola.
Onun temposuyla, onun dünyasıyla, onun özüyle.

Bir sonraki adım kaçınılmazdı.
Ve buna rağmen korkuyordum.

İçimi saran bir korkuydu bu.
Ağır, boğucu, baskılayıcı bir korku.

Ama onun altında başka bir şey daha vardı:
Henüz fısıltı kadar zayıf, ama orada olan bir kararlı-
lık.

Bir iç söz.

Ne olursa olsun, onun yanında olacağım.
Hep.

"En büyük gücüm, onun elini tuttuğum an."

Tanıya Doğru – SPZ'de İlk Bakış

Yolculuğumuzun bir sonraki adımı bizi **SPZ'e** götürdü – **Sosyal Pediatrik Merkez'e.**
SPZ, gelişimsel farklılıklar, kronik hastalıklar ya da özel destek ihtiyacı olan çocuklara yönelik teşhis ve tedavide uzmanlaşmış bir kurumdur.

Burada doktorlar, terapistler ve psikologlar bir arada çalışır – farklı bakış açılarıyla, ortak bilgi birikimiyle, çocuğu tüm yönleriyle değerlendirmek için.

Sadece bu kelime bile beni geriyordu.
O kadar çok hikâye duymuştum ki…
Çelişkili deneyimlerden oluşan sayfalarca yorum okumuştum.

Bazı insanlar aylarca süren bekleme sürelerinden, dolup taşan bekleme salonlarından, soğuk ve kişiliksiz karşılaşmalardan bahsediyordu.
Diğerleri ise anlayışlı ekiplerden, umut ışıklarından ve sonunda hissedilen destekten söz ediyordu.

Bizi neyin beklediğini bilmiyordum.
Sadece bildiğim bir şey vardı:
Bu randevu çok önemliydi.

Haftalar süren bekleyişin ardından o gün geldi.
Hâlâ hatırlıyorum ne kadar gergindim.
Kalbim çok hızlı ve çok yüksek sesle atıyordu.

Bir dosya hazırlamıştım – özenle sıralanmış evrak-
larla doluydu.
Gelişim çizelgeleri, gözlemler…
Kaya'yı en doğru şekilde ifade edebileceğimiz ne
varsa, şeffaf dosyalara yerleştirilmişti.

Hazırlıklı olmak istiyordum.
Her soruya cevap verebilmek.
Her şüpheyi giderebilmek…

Ve aynı anda kendimi tamamen hazırlıksız hissedi-
yordum.
Ya bir şeyi unutursam?
Ya sorulara doğru cevap veremezsem?
Ya bana abarttığımı söylerlerse?
Her şeyi olduğundan kötü görüyormuşum gibi his-
settirirlerse?

Bina girişinden içeri girdik.
Kaya'nın elini tutuyorduk.
O sakindi – tıpkı yabancı ortamlarda genelde olduğu
gibi.

Ama ben küçük işaretleri görüyordum:
Vücudundaki hafif gerilim.

Havada dalgalanan parmaklar.
Boşlukta dolanan ama odaklanamayan bakışlar.

Yeni kokular, sesler, ışıklar…
Duyuları için adeta bir yangın fırtınasıydı.

Ona yumuşak sözlerle eşlik etmeye çalıştım.
Ona güven vermek istedim – oysa içimde hiç güven kalmamıştı.

İçimden kendime fısıldadım:
"Sakin kal.
Nefes al.
Onun için güçlü ol."

Sonra tanılama süreci başladı.

Doktor hamilelikten doğuma, beslenmeden günlük davranışlara kadar birçok soru sordu.
Bazıları çok detaylıydı.
Bazıları o kadar geneldi ki, cevaplarımın doğru mu, yanlış mı olduğunu bile kestiremiyordum.

Kendimi mikroskop altındaymış gibi hissettim.
Her cevap, suçluluk ve gerçeğin arasında yürüdüğüm ince bir çizgi gibiydi.

Sanki kontrolüm dışında gelişen şeyler için **kendimi savunmak zorundaymışım** gibi…

Kaya gözlemlendi.
Oynadı – ya da kendi tarzıyla nesnelerle ilgilendi.
Nesneleri üst üste koydu, sıraladı, döndürdü.
Ama doktorun yönergelerine pek uymadı.
Rol yapma oyunlarına katılmadı.
Taklit etmedi.
Göz temasından kaçındı.

Uzmanlar notlar aldı.
Hemen teşhis koymadılar, yargılamadılar.
Ama satır aralarında bir şey hissediliyordu:

Onlar da görüyordu.
Benim artık inkâr edemediğim şeyi.

Bu hem acı veriyordu… hem de içimde tatlı, buruk
bir doğrulama hissi yaratıyordu.

Randevunun sonunda doktor sakin ve dikkatli bir şe-
kilde şöyle dedi:

"Henüz kesin bir tanı koymuyoruz.
Ama değerlendirmemiz **otizm spektrumu yö-
nünde** ilerliyor."

Bu bir şok değildi – çünkü çoktan hissetmiştim.
Ama yine de **nefesimi kesen** bir andı.
Bir şeyleri değiştiren, içsel bir hissi somut bir gerçeğe
dönüştüren bir andı.

Bu kelimeyi sadece içimde düşünmüyordum artık.
Bir uzmandan duymuştum.

Artık o kelime oradaydı.
Ağırdı.
Kaçınılmazdı.
Gerçekti.

Ve onu artık bastıramazdım.

Aynı anda bir rahatlama da hissettim.
Sonunda biri dikkatle bakmıştı.
Sonunda artık endişelerimle **yalnız değildim.**

Uzun zamandır tek başıma taşıdığım yük biraz hafif-
lemişti.

SPZ'den elimizde bir kâğıtla çıktık – ve aklımızda
yüzlerce soruyla.
Kâğıt sıradan görünüyordu – ama hayatımızda **yeni
bir yönü** işaret ediyordu.

Sadece bir sayfaydı belki.
Ama anlamı büyüktü:

Yeni bir aşama.
Yeni bir görev.
Yeni bir bölüm.

Artık biliyordum:
Bu sadece bir başlangıçtı.

Ama bir başlangıçtı.
Zorlaşacak bir yolun başı.
Ama artık daha netleşmiş bir yol.

Belirsizliklerle dolu.
Yeni kararlarla, mücadelelerle, ama aynı zamanda küçük zaferlerle dolu.

Gözyaşları ve gülümsemelerle.
Şüphelerle ve sessiz zaferlerle dolu bir yol.

Ama aynı zamanda:
Umutla dolu bir yol.

Kaya için.
Bizim için.

Eksik olmayan, sadece **farklı olan** bir yaşam için.

Daha renkli.
Daha gerçek.
Daha derin.

Ve kendime söz verdim:
Bu yol ne kadar çetin olursa olsun – onu sevgiyle yürüyeceğim.

"Her şeyin ağır geldiği günler vardır. Ama işte o günlerde köklerimiz derinleşir."

Tanı Anı – Bir Gerçek ve Yüzlerce Soru

SPZ randevusundan sonra içimde her şey karmakarı-
şıktı.
Bunun sadece bir **ön tanı** olduğunu biliyordum –
ama yine de bu, bir onay gibi hissettirdi.

"Otizm" kelimesini artık sadece düşünmüyor ya da
okumuyordum.
Onu bir uzmandan duymuştum.
Ve bu her şeyi değiştirdi.

Birkaç hafta sonra bir çocuk ve ergen psikiyatri klini-
ğinden randevu aldık.
Bu, hem umut hem de korku veren bir yolculuğun
bir sonraki adımıydı.

Cevaplara dair umut…
Bu cevapların anlamına dair korku…

Teşhis süreci birkaç adımdan oluşuyordu.
Kaya'yı daha iyi anlayabilmek, ihtiyaç duyacağımız
destek kapılarını açabilmek içindi bu adımlar.

İlk olarak detaylı ebeveyn görüşmeleri ve anam-
nez yapıldı.

Gözlemlerimizi anlattık, doğumdan bugüne gelişimini aktardık, onunla geçen günlük hayatımızı paylaştık.

Bizim için çoktan "normal" hâline gelmiş küçük ve büyük anları kelimelere dökmek garipti.
Bazı şeyler yazılı anlatılınca sanki eksik kalıyordu – oysa her cümlenin arkasında binlerce duygu vardı.

Belki kelimelerle konuşmaz… Ama gözleriyle, dokunuşlarıyla, suskunluğuyla anlatır her şeyi.
Sevgi, tanı koyulacak bir şey değil – hissedilecek bir şeydir.

Sonrasında çeşitli testler uygulandı.
Gelişim ve zeka testlerinde Kaya oyun yoluyla değerlendirildi.
Başka çocuklar belki görevleri merakla kabul ederdi – ama Kaya için bu çok zordu.
Yeni durumlar, yabancı insanlar, alışılmadık talepler – bunlar onun için stresti.

Bazen hiç katılmadı.
Bazen kaçındı.
Bazen kendi korunaklı dünyasına çekildi.

Otizme özel tanı araçları da uygulandı – örneğin ADOS testi.
Bu test, sosyal etkileşim, iletişim ve oyun

davranışlarını değerlendirmeye yarayan bilimsel bir gözlem yöntemidir.

Kaya farklı senaryolarda gözlemlendi.
Her şey oyun gibi görünse de, onun davranışlarındaki farklılıklar bizim için daha da belirginleşti –
kendine özgü, sevgi dolu ama farklı bir tarzla.

Çok az konuştu.
Göz temasından kaçındı.
Kurallara uymadı.

Ama öyle benzersiz bir ışık taşıyordu ki, onu bu yapının içinde "değerlendirilen" görmek içimi acıttı.

Genel davranış gözlemi de büyük rol oynadı:
Temas girişimlerine nasıl tepki veriyordu?
Nasıl oynuyordu?
Çevresini nasıl algılıyordu?

Tüm bu gözlemler sonunda daha net bir resim ortaya çıktı.

Birden fazla randevudan sonra tanı konuldu:
Otizm Spektrum Bozukluğu.

Hazırlıklı olduğumu sanıyordum.
Ama bu resmi onay, yine de içime işledi.
Tanı raporunu elime aldım.
Uzun terimlerle yazılmış açıklamaları okudum.

Aynı anda birçok şey hissettim:
Üzüntü, rahatlama, korku, açıklık ve sevgi.

Sanki birisi sessizce söylenen bir şeyi yüksek sesle söylemişti.
Zaten hissettiğim ama duymaktan kaçındığım bir şeyi…

Son görüşmede psikolog, özellikle zorlayıcı durumlarda sakinleştirici ilaçlar kullanmamızı önerdi –
Kayayı rahatlatmak için.
Ama iç sesim yüksek bir şekilde hayır diyordu.
İçimdeki her şey biliyordu:
Bu bizim yolumuz değildi.
Bu öneriyi reddettik – ve bugüne kadar, tüm zorluklara rağmen, hiçbir zaman böyle ilaçlara başvurmadık.

Kaya dünyayı kendi haliyle keşfetme şansına sahip olmalıydı.
Bastırılmış, sessizleştirilmiş değil – gerçek ve
saf hâliyle.
Sırf bazı duygular zor diye, onları susturmamalıydık.

Ama aynı zamanda şunu da biliyorduk:
Her çocuk eşsizdir.
Her aile kendi yolunu yürür.

Ve bazen, çocuğun ve ailenin iyiliği için tıbbi destek gerekli ve doğrudur.

Bu karar her zaman sorumlulukla ve bireysel olarak verilmelidir.

Kaya için şu ana kadarki yolumuz doğruydu –
ama biliyoruz: Yollar değişebilir.

Bu tanı, kesinlik getirdi.
Ama aynı anda binlerce yeni soruyu da beraberinde getirdi:

Kaya'nın geleceği nasıl olacak?
Konuşmayı öğrenecek mi?
Arkadaş edinecek mi?
Mutlu olacak mı?

Ve yine de:
Bu tanı sadece bir etiket değildi.
Bu bir anahtardı.

Bize desteklerin kapılarını açtı.
Kaya'yı daha iyi anlamamızı sağladı.
Ve ona gerçekten neye ihtiyacı varsa onu verme yolunu açtı.

Bu bir hayalin sonu değildi –
Bu, yeni bir yolun başlangıcıydı.

Belki farklı bir yoldu –
ama en az onun kadar güzel olabilirdi.

Bu yol normal olmayı değil, gerçek olmayı amaçlıyordu.
Kendi ritmiyle…
Kendi rengiyle…
Kendi melodisiyle…

Ve bize bir gerçeği gösterdi:

Kaya yanlış değil.
Kayıp değil.
Eksik değil.
O sadece farklı.

Ve tam da bu hâliyle:
Sonsuz değerli.
Sonsuz sevilen.
Sonsuz doğru.

Ve ben bu yolu, tüm belirsizlikleri ve güzelliğiyle birlikte,
her seferinde yeniden yürürdüm.

Onun için.
Bizim için.
Koşulsuz sevgi için.

"Dünya küçük mucizelerimizi her zaman fark etmez. Ama biz onları her gün hissederiz."

Kaya'nın Babası – Sessiz Gücün Hikâyesi

Pek çok ailede, ilk uyarı işaretlerini fark eden, bilgi arayan, yardım isteyen ve mücadele eden genellikle anneler olur.

Bizde de başlangıçta böyleydi – ama bu noktada, başından beri sessizce ve dimdik yanımızda duran biri için özellikle yer açmak istiyorum:

Kaya'nın babası.
Eşim.
Mahir.

İkimizden daha iyimser olan hep oydu.
Umudu yüksek tutan.
Ben karamsarlığa kapıldığımda, ağladığımda, tükendiğimi hissettiğimde beni tutan oydu.

Sık sık şöyle derdi:
"Biz bunu başarırız. Kaya harika bir çocuk. Ve biz iyi bir takımız."

Hiç yüksek sesli bir savaşçı olmadı.
Ama sürekli yanımdaydı.
Sarsılmazdı.
Sevecendi.

Onun sessiz gücü, benim tükendiğimi sandığım anlarda ailemizi ayakta tuttu.

Elbette o da zaman zaman bunaldı.
"Otizm" kelimesi onu da başta korkuttu.
Ama hiçbir zaman Kaya'yı sorgulamadı.
Hiçbir zaman ailemizi sorgulamadı.
Bizi sorgulamadı.

Mahir ve Kaya'nın arasında kendine has bir bağ var.
Sessiz.
Gözlemleyen.
Sabırlı.
Ve her zaman sevgi dolu bir tebessümle...

Bazen onları izlerken, sanki kelimesiz anlaşabiliyorlarmış gibi hissediyorum.

Otistik bir çocuğun babası olmak, özel bir sorumluluk demek.
Kaya ile geçen günlük yaşamımız, güçlü sinirler, sabır, adanmışlık ve büyük bir sevgi gerektiriyor.

Bazen çok zor.
Bazen insanın tüm enerjisini tüketiyor.
Ama Mahir için Kaya dünyanın en normal çocuğu –
çünkü o bizim Kaya'mız.

Baba-oğul arasında geçen ortak anlar, ikisi için de
kıymetli bağ kurma anları.

Ve Mahir sadece zorlukları görmüyor – aynı zamanda fırsatları da görüyor:

Bu süreçte büyüme fırsatını.
Duygusal güç ve daha derin bir anlayış kazanma fırsatını...

Üstlendiği sorumlulukla birlikte kendisi de büyüyor – bir baba olarak, bir insan olarak.

Ne yazık ki birçok baba, bu rolün ne kadar kıymetli olduğunun farkında değil – sadece çocukları için değil, kendileri için de.

Ama Mahir bana defalarca gösterdi ki:
Babalık, çocukların hayatına eşsiz ve yeri doldurulamaz bir güç katıyor.

Hele ki hayat daha sessiz, daha zorlayıcı, daha "farklı" olduğunda...

Ve Mahir bir gün öyle bir cümle kurdu ki – hâlâ hatırladığımda tüylerim diken diken olur:

"Eğer oğlumuzu yeniden hayal etme şansım olsaydı, yine onu, tam da olduğu gibi isterdim."

Bu, insanın yüreğine işleyen bir cümleydi.
Her şeyi anlatan bir cümleydi.

Bugün geriye baktığımda biliyorum:
O olmasaydı, ben bu kadar güçlü olamazdım.

Onun umudu olmasaydı.
Onun sevgisi, sabrı olmasaydı...

Ve Mahir de değişti.
Sessiz, derin bir şekilde...
Kaya onu dönüştürdü.
Onu büyüttü.

Daha sabırlı oldu.
Daha hassas.
Daha düşünceli.

Bugün taşıdığı bir yumuşaklık var – gücünün içinde
sessizce parlayan bir yumuşaklık.
Ve bu yumuşaklığı Kaya uyandırdı.

Ne yaparsa yapsın, ne olursa olsun, şu hep çok netti:

Mahir harika bir baba.
Kaya'nın ihtiyaç duyduğu türden bir baba.
Bir çocuğun ancak hayal edebileceği bir baba.

Sadece Kaya için değil –
kızımız Berfin için de.

İkisinin de fırtınalarda sığınacağı liman.
Her zaman orada olan.
Destekleyen.
Tutan.
Seven.

Ve onlara gösteren bir baba:
"Olduğun gibi doğru ve değerlisin."

Mahir bana hep hatırlattı, neyin gerçekten önemli olduğunu:
Ebeveyn olarak birlikte durmak.
Güvenmek.
Ve bilmek: Sevgi, her şeyi iyileştirmese de…
Şifadır.

"Bazen kardeşler bize sadece anılar değil, bir ömür boyu tutunacak bir güç verir."

Kaya'nın Meleği – Bir Ablanın Sessiz Kahramanlığı

Berfin, sadece sekiz yaşındaydı, küçük kardeşinin "farklı" olduğunu öğrendiğinde.

Ama onun için Kaya hiç yabancı ya da garip biri olmadı –
sadece onun kardeşiydi.
En çok istediği, hayalini kurduğu kardeşiydi.

Berfin uzun süre bir kardeş istemişti.
Ve Kaya dünyaya geldiğinde sevinci tarifsizdi.

En başından beri onun yakınında olmak istiyordu.
Onunla oynamak, onu korumak, ona sevgisini göstermek istiyordu.

Ama Kaya, başlarda bu sevgiyi karşılık veremezdi.
Onu iterdi, saçını çekerdi, ısırırdı, vururdu.

Ve yine de – **Berfin hep oradaydı.**
Hep sabırlıydı.
Hep şefkatliydi.
Hep nazikti.

Daha kendisi çocukken bile, Kaya'ya karşı inanılmaz bir içgüdü taşıyordu.
Kaya'nın tepkilerinin farklı olduğunu doğal

olarak anlıyor – ve bunu hiç sorgulamadan kabul edi-
yordu.

Berfin'i defalarca gözlemlerken o anları hatırlıyorum:
Kaya onu itmiş olsa bile yine de yanına yaklaşıyordu.
Kaya'nın katılabileceği bir oyun düşünüyordu.
Ve Kaya'nın attığı en küçük tebessüme bile bir he-
diye gibi seviniyordu.

Ve bir gün – yıllar süren çabadan sonra – mucize ger-
çekleşti:
Kaya onu dünyasına aldı.
Yavaşça.
Çekingen ama kararlı bir şekilde…

Dört ya da beş yaşlarındayken, Kaya Berfin'i oyun-
lara davet etmeye başladı.
Yakınlığını aramaya başladı.
Onunla sarılmak istedi.

Ve Berfin hazırdı.
Bu yakınlığı karşılık vermeye hazırdı.
İçinde biriken tüm sevgiyle...

Bugün Berfin, sadece bir abla değil:
Kaya'nın sırdaşı.
En iyi arkadaşı.
Ve bazen küçük bir anne gibi.

Kaya'nın neye ihtiyacı olduğunu o söylemeden
önce anlıyor.

Onun hareketlerini tercüme ediyor, zor anlarda onu sakinleştiriyor, ona güç veriyor.

Ve bunları yaparken sadece sabırlı ve sevgi dolu değil –

aynı zamanda kardeşiyle gurur duyuyor.

Kaya onun için hiçbir zaman bir "sorun" ya da "yük" olmadı.
O, her zaman özel biriydi.
Tarifi olmayan ama hissedilen bir şekilde...

Berfin, Kaya sayesinde çok farklı bir olgunluk ve derinlik geliştirdi.
Dünyaya farklı gözlerle bakmayı öğrendi:
Empatik.
Anlayışlı.
Açık kalpli.

Daha ilkokuldayken, arkadaşlarına – hatta onların ebeveynlerine – Kaya'dan ve onun farklılığından bahsediyordu.
Ne utanarak, ne de korkarak.
İçten gelen bir sıcaklıkla...
Ve bu sıcaklık beni defalarca gözyaşlarına boğdu.

Şöyle diyordu:

"O, kendi dünyasında bir yıldız – ve benim için en parlak olanı."

"Bazı şeyleri daha yavaş yapıyor ama sevgisi çok daha büyük."

Onun çocukça dürüstlüğü ve kocaman kalbi o zaman da beni gururlandırmıştı – ve bugün de aynı şekilde gururlandırıyor.

Gurur duyuyorum…
Sessizce direndiği anlarla,
sabırla yürüdüğü yollarla,
ve kalpten verdiği sevgiyle.

Bu dünyada taşıdığı büyük kalple...
Ve Kaya'yla arasında sonsuza dek var olacak görünmeyen bağla.

Çünkü bir şey çok açık:
Kaya'nın sadece harika bir ablası yok.
Yanında bir melek var.

"Belki her sorunun cevabını bilmiyoruz. Ama yalnız olmadığımızın sözünü biliyoruz."

Kardeş Sevgisi mi, Yaşam Boyu Sorumluluk mu?

Otistik bir çocuğun ebeveynleri yaşlandığında, kaçınılmaz bir soru belirir:

"Biz bir gün artık burada olmadığımızda ne olacak?"

İlk bakış genellikle kardeşe yönelir.
Ama bir ağabeyden ya da abladan bir gün tüm sorumluluğu üstlenmesini beklemek doğru mu?
Bu, derin bir sevginin ifadesi mi – yoksa adaletsiz bir yük mü?

Bu bölümde bu konudaki düşüncelerimi paylaşmak istiyorum.
Korkularım.
Dileklerim.
Destek ağlarına dair umutlarım.
Ve o ince çizgi üzerine düşüncelerim:
Kardeş sevgisi ile sorumluluk arasındaki denge.

Berfin ve Kaya – Özel Bir Bağ

Kendime sık sık şunu soruyorum:
Bir gün, ben artık burada olmadığımda,
Kızım Berfin'e kardeşi Kaya'nın sorumluluğunu bırakabilir miyim?

Bu düşünce içimi derinden sarsıyor.
Korkutuyor.

Çünkü aralarındaki bağı görüyorum.
Aralarındaki sevgiyi hissediyorum.
Ama yine de soruyorum kendime:
Bu kadarını istemek doğru olur mu?

Tüm kalbimle diliyorum ki, Berfin kendi hayatını yaşayabilsin.
Sadece kendisine ait kararlar verebilsin.
Özgür kalsın – hem içten hem dıştan.

Kaya'yı her zaman seveceğini biliyorum.
Ve gerektiğinde onun yanında olacağından da eminim.

Ama onun bakımını üstlenmesinin onun görevi olduğunu hissetmesini istemiyorum.
Çünkü o ablası.
Annesi değil.

Bu rol ona otomatik olarak ait değil.

Ve bence bu çok önemli bir düşünce:
Kardeşler sessiz yedekler olmamalı.
Görünmeyen güvenlik ağları gibi düşünülmemeliler.

Onlar da en az özel çocuğumuz kadar desteklenmeli,
anlaşılmalı, dinlenmeli.

Berfin, şimdiden Kaya'yı anlama ve hissetme konu-
sunda özel bir yeteneğe sahip.
Ona güç veriyor, onunla derin bir bağ kuruyor.

Ama bu yetenek, ona yük olmamalı.
O sadece sevgiden dolayı seven bir abla olarak kal-
malı – zorunluluktan değil.

Belki bir gün fikrim değişir.
Belki aile olarak yeni rollere evriliriz.
Belki bugün hayal edemediğim yollar gelişir.
Hayat sürprizlerle dolu.
Yeni ihtimallerle...

Ama bugün – şu anda –
Benim için önemli olan:
Berfin'e hiçbir zaman kendi seçmediği bir sorumlu-
luğu yüklememek.

Kaya'ya duyduğu sevgi özgür kalmalı.
Yük olmamalı.
Şarta bağlanmamalı.

Bu yüzden elimden geldiğince güven inşa etmeye çalışıyorum:

Destek sistemlerine.

Aile dışı olan imkânlara.

Yarın biz olmayacak olsak bile taşıyabilecek ağlara.

Çünkü sevgi büyüktür.

Ama her şeyi tek başına taşımak zorunda değildir.

Ve belki…

Eğer her şey yolunda giderse…

Berfin bir gün şöyle diyebilir:

"Kardeşimi seviyorum – görev olduğu için değil, yürekten geldiği için."

İşte bu…

Benim en büyük dileğim olurdu.

"Belki her sorunun cevabını bilmiyoruz. Ama yalnız olmadığımızın sözünü biliyoruz."

En Büyük Korkum: Kaya'nın Güvenliği

Kaya'yla geçirdiğimiz birçok an var – neşeyle, sevgiyle, umutla dolu.

Ama bir yanı da var ki…
İçimi en derin yerden korkutuyor.
Hiç tam olarak geçmeyen bir endişe bu.
Günlük hayatımızda sürekli bizimle olan bir gölge gibi:

Kaya'nın güvenliği.

Kaya'nın güçlü bir kaçma eğilimi var.
Ve tehlikeleri gerçekçi bir şekilde algılayamıyor.

Trafik, su, yükseklikler – hepsi onun dünyasında mevcut.
Ama bir tehdit olarak değil.

O, an 'da yaşıyor.
Kontrolsüz.
Filtresiz.
Ve işte tehlike tam da burada başlıyor.

Evimizi ve bahçemizi bu özel duruma göre düzenledik.

Müstakil evimizin etrafı tamamen çevrili – yüksek çitlerle, her köşede ek çocuk kilitleriyle.
Kapımız sürekli kilitli. Anahtarlar gizlenmiş durumda.

Çünkü Kaya artık kapıları anahtarla ya da anahtarsız açmayı öğrendi.

Tüm önlemlere rağmen, kalbime kazınan anlar oldu.
Kaya küçükken, saniyeler içinde iki kez kayboldu.

Bir anda yoktu.
Bahçeden çıkmış, gitmişti.

O anlarda içimde ne koptuğunu anlatamam.
Panik.
Kalp çarpıntısı.
İçimde yükselen sessiz bir çığlık.

Onu göremediğim o birkaç saniye yıllar gibi gelmişti.
Bağıra çağıra, koşarak, umutsuzca aradık.

Bir seferinde, birkaç ev ileride, komşunun bahçesinde bulduk onu.
Küçük bir süs havuzu vardı orada.
Kaya büyülenmiş gibi önünde oturuyordu.
Etrafındaki dünya sanki yok olmuştu.

Eşim, içgüdüsel bir hisle oraya yöneldi – ve evet,
Kaya oradaydı.
Sağlamdı.
Güvendeydi.

Ama o küçük olay, kalbimde derin bir iz bıraktı.
Çünkü bu sadece şanstı.

Başka bir seferinde Kaya yine fark ettirmeden kaçtı.
Bu kez, karşıdaki apartmanın bahçesindeydi.
Bir pencereye çıkan küçük bir kedi merdivenine tır-
manmıştı.
Camdan içeri bakıyor, elleriyle cama dokunuyor, keş-
fetmeye çalışıyordu.

Oradaki komşu gülümseyerek tepki verdi – ama be-
nim nefesim kesilmişti.
Çünkü Kaya oraya giderken yolu geçti.

Caddemiz çok yoğun olmasa da, tam o anda bir ara-
banın geçmemesi…
Yine saf şanstı.

Kaya, tehlike hissetmiyordu.
Tehlikeyi tanımıyordu.
Onun için bu bir maceraydı – bizim için ise bir
kâbus.

Bu yaşadıklarımız bizi daha da dikkatli olmaya itti.
Artık biliyoruz: Bir saniye bile gevşeyemeyiz.

Çünkü Kaya'nın dünyasında "burada güvenli, orada tehlikeli" gibi görünmez çizgiler yok.

İçgüdüsel bir güvenlik anlayışı yok.

O, şimdi'de yaşıyor.

Olduğu gibi.

Direkt.

Ve bu özelliği onu hem büyüleyici hem de çok kırılgan yapıyor.

Ev içinde de yeni çözümler bulmak zorunda kaldık.

Tüm pencereler çift kilitli.

Bazı pencere kollarını tamamen kaldırdık.

Çünkü bir keresinde Kaya, hiç korkmadan, çatı penceresinden vücudunun yarısını dışarı sarkıtmıştı.

Gülüyordu.

Korkmuyordu.

Çünkü korkuyu tanımıyordu.

Bir diğer önemli konu da Kaya'nın ağrıya karşı duyarsızlığı.

Neredeyse hiç ağlamaz.

Gerçekten çok acı verici olmadıkça tepki vermez.

Düşer, çarpar, kesilir – ama çoğu zaman hiç tepki göstermez.

Anne olarak içim parçalanıyor:
Canı acıyor mu?
Yardıma ihtiyacı var mı?
Yoksa bedeninin verdiği sinyalleri mi algılamıyor?

Özellikle zorlayıcı bir dönem de, Kaya'nın cama karşı büyük bir ilgisi olduğu zamandı.
Cam eşyaları yere atıp parçalanmalarını izlemeyi seviyordu.
Sesini, hareketini, kırıkları… hepsini.

Bu yüzden küçük yaralanmalar sık yaşanıyordu.
Çok ciddi değildi belki – ama benim kalbim her seferinde sıkışıyordu.

Tüm bu şeyler sessizce hayatımızda yer alıyor.
Göze batmıyorlar ama hep oradalar.
Günlerimizi daha yorucu, daha dikkatli ve bazen sadece korkutucu hâle getiriyorlar.

Kaya'yı o kadar çok seviyorum ki…
Her gün yeniden bu sorumluluğu taşımaya hazırım.

Ama bazı korkular nefesle geçmiyor.
Geride kalmıyor.
Sadece bizimle yaşıyor.

Ve belki de bu yolculuğun özel yanlarından biri de
bu:
Korkuyla yaşamayı öğrenmek – ama ona sevgiyi kay-
bettirmemek.

Tüm önlemlere rağmen.
Tüm çabaya rağmen.
Tüm kontrole rağmen – ki bazen o da yetmiyor.

Çünkü en sonunda en önemli şey şu:
Kaya'nın kendi dünyasında özgürce yaşayabilmesi –
ve bizim elimizden gelen her şeyi yaparak o özgür-
lüğü olabildiğince güvenli hâle getirmemiz.

Onun için.
Gülümsemesi için.
Işığı için.
Her gün yeniden.

"Yolun kendisi değil,

seni tutan eldir asıl güven veren."

Çok Gürültülü, Çok Yoğun, Çok Fazla – ve Bir Anda Dışarıda

Otizm tanısından sonra çok çabuk netleşti:
Kaya günlük hayatı tek başına sürdüremeyecek.

Başta umut vadeden bir başlangıç yapan normal ana-
okulu süreci, zamanla zorlaştı –
hem Kaya için,
hem diğer çocuklar için,
hem de eğitimciler için.

Başlangıçta birçok şey fark edilmeden geçiyordu.
Kaya, yaşıtlarına göre daha sakindi, içine kapanıktı.
Ama arada bir o paha biçilmez anlar vardı:
Gülümsediği, açıldığı, parladığı anlar.
Sanki tüm küçük dünyasıyla birlikte ışıldıyordu.

Gülüşü, yağmurlu bir günde açan güneş gibiydi –
narin, sıcak ve hayat dolu.

Ama zamanla daha net anlaşıldı ki,
anaokulunun yoğunluğu Kaya için sadece yorucu
değil – bazen eziciydi.

Koşuşturmaca, sürekli ses, değişen etkinlikler...
Bunlar Kaya için sadece "fazla" değil –
tam anlamıyla bunaltıcıydı.

Gün onun için durmadan akan bir izlenim seli gibiydi
–
ve onun buna karşı koyacak gücü yoktu.

Tepkileri her zaman kolay anlaşılır değildi:
Bazen tamamen içine çekiliyordu.
Bazen ani tepkiler veriyordu – ısırıyor, itiyor, saç çe-
kiyordu.
Ne inattan…
Ne de kötü niyetten.
Konuşamadığında, dünya çok gürültülü geldiğinde,
küçük ruhu bir çıkış yolu arıyordu.

Ona destek olmak için elimizden geleni yaptık.
Eğitmenlerle konuştuk, yollar aradık, stratejiler geliş-
tirdik.

Gerçek bir iyi niyet ve anlayış ortamı vardı.
Ama bir noktadan sonra – hem biz hem de ekip
– dürüstçe kabul etmeliydik:

Normal anaokulunun şartları, Kaya'nın özel ihtiyaçla-
rına uzun vadede uygun değildi.

Bir gün mektup geldi.
Bakım sözleşmesinin resmî olarak sonlandırıldığına
dair bir yazı.
Nazik bir dille yazılmıştı.
Saygılıydı.

Ama kalbime saplanan bir hançer gibi hissettirdi.

Bu adımın gerekebileceğini sezmiştim.
Ama yine de hazırlıksız yakalandım.

Kaya – benim küçük parlayan oğlum –
Diğer çocuklar için doğal olan yapılara sığmamıştı.

O yanlış değildi.
Çok fazla değildi.
Sadece farklıydı.

Ama yine de onun farklılığının yer bulamaması
canımı acıttı.

O aylar belirsizlik ve geçiş dönemiydi.
Kaya artık evdeydi.
Alıştığı yapı, diğer çocuklarla temas, küçük günlük ri-
tüeller...
Hepsi yoktu.

Daha sakinleşmişti – dışarıdan bakıldığında.
Ama gözlerinde yeni bir ağırlık vardı.

Bazen yere uzanıyor ve boşluğa dalıp gidiyordu.

İçsel üzüntüsünü, kaybolmuşluğunu hissedebiliyordum.

Her sessiz anında kalbim biraz daha kırılıyordu.

Ben de bu dönemde kendi duygularımla boğuştum:

Öfke – kimseye değil, duruma.

Üzüntü – onun için dilediğim hafifliğe ulaşamayışım için.

Suçluluk – daha fazlasını yapabilir miydim? Engelleyebilir miydim?

Bu dönemde en çok dikkatimi çeken şey:

Kaya'nın bu deneyimden ne kadar derinden etkilendiğiydi.

Anaokulundan ayrıldıktan aylar, hatta bir iki yıl sonra bile,

o binanın yakınından geçmek bile Kaya'yı sarsıyordu.

Arabayla o sokağa girdiğimizde – sadece tesadüfen bile olsa –

hemen huzursuzlaşıyor, ağlamaya başlıyor, panikliyor, kaçmak istiyordu.

Vücudu konuşuyordu.

Bu hatıraların ne kadar derin izler bıraktığını fısıldıyordu.

Kelimelere dökemese de, bedeni anlatıyordu.

Bu deneyim acı vericiydi –
ama aynı zamanda bir başlangıçtı.

Çünkü bu süreç bize yeni bir kapı açtı:

Kaya'nın olduğu gibi kabul edildiği, bir şey başarmak zorunda olmadığı, özel yönlerinin kişiliğinin bir parçası olarak görüldüğü özel eğitim anaokulu yolunu.

O zamanlar, tüm belirsizliğin ortasında bunu göremiyordum.

Ama şimdi biliyorum:
Bazen başarısızlık gibi görünen şey, aslında bizi olmamız gereken yere götürür.
Bazen dolambaçlı yollar kaybolmak değil – tek gerçek yoldur.

Ve belki de bu yolculuğun en büyük dersi:
Kendi seçmediğimiz yollara da güvenmeyi öğrenmek.
Kapanan kapıların, başka bir kapıyı açmak için var olduğunu bilmek.

Ve içimizde yankılanan sessiz ama kesin bilgi:

Sevgiyle attığımız hiçbir adım, boşuna değildir.

Kaya için.
Bizim için.
Birlikte yaşadığımız bu hayat için.

"Senin yanında biliyorum:

Sevilmek için hiçbir şey başarmam ge-rekmiyor."

Kaya'nın Güvenli Limanı

Normal anaokulundaki zor zamanlar ve yaşadığımız
acı deneyimlerden sonra,
nihayet küçük bir can simidi bulmuş gibiydik.

Yaklaşık altı aylık bekleyişin ardından Kaya,
özel eğitim anaokulunda bir yer kazandı.

Bu an, derin bir nefes alış gibiydi.
Uzun süredir ilk kez sadece endişe ve belirsizlik değil,
gerçek bir umut vardı içimizde.

Sanki sonunda, sonu görünmeyen bir tünelin ucunda
narin bir ışık belirmişti.

İçimizden şöyle diyorduk:
"Belki burada Kaya gerçekten görülebilir."
"Belki burada, kendi özel ve harika biçimiyle gelişebi-
lir."

Kaya'nın kabul edildiği bu özel eğitim anaokulu,
gerçekten özel bir yerdi.

Uyum sağlamanın öncelikli olmadığı bir kurumdu bu.
Çocukların oldukları gibi kabul edildiği bir yer.

Tüm farklılıklarıyla.
Tüm ihtiyaçlarıyla.

Kaya'nın dahil olduğu grup,
yalnızca otizmli çocuklardan oluşuyordu.

Bu şu anlama geliyordu:
Kimse kendini açıklamak zorunda değildi.
Kimse saklanmak zorunda değildi.
Kimse, kendine uygun olmayan bir norma uymaya
çalışmak zorunda değildi.

Daha ilk ziyaretimizde o özel atmosferi hissettik:
Sıcaklık.
Sükûnet.
Gerçekten yaşanan bir anlayış.

Karmaşık bakışlar yoktu.
Utangaç özürler yoktu.
Temkinli kelimeler yoktu.

Bunun yerine:
Açıklık.
Saygı.
Her çocuğa duyulan samimi bir ilgi.

Pedagojik ekip sadece mesleki olarak yetkin değildi.
Asıl fark, yürekten gelen ilgilerindeydi.
Bu, her bakışta, her kelimede, her küçük harekette hissediliyordu.

Gruplar bilinçli olarak küçük tutulmuştu.
Her çocuğun bir yeri vardı.
Güvenli bir alanı.
Kendi sesi.

Günlük düzenler netti –
sabit ritüeller, tekrar eden yapı, anlaşılır mekânlar.

Kendini dünyada bazen kaybolmuş hisseden bir çocuk için bu yapı bir tutunma demiriydi.

Peki ya Kaya?
Kaya açılmaya başladı.

Bir anda değil.
Birdenbire değil.
Ama adım adım.
Kendi hızında.
Kendi renklerinde.

İlk ilgisini çeken şey, grup odasındaki büyük akvaryum oldu.
Renkli balıklar, yeşil bitkiler ve taşlar arasında huzurla yüzüyordu.

Kaya, dakikalarca sessizce önünde oturabiliyordu –
tamamen kendi dünyasında.

Sanki suyun içindeki bu sessiz, sürekli yaşam
onu rahatlatıyordu.
Sanki anlayabildiği bir dünyaya davet ediliyordu.

Akvaryuma tekrar tekrar gidiyordu.
Bazen, cama yaklaşan balığı görünce kıkırdıyor,
bazen sadece alnını cama yaslayıp gözlüyordu –
dış dünyadan sıkça bunalan küçük bir çocuk, burada
bir sığınak bulmuştu.

Ve bu sığınakla birlikte, küçük mucizeler gelmeye
başladı:

Kaya ilk kez göz teması kurmayı denedi.
Dokunulmaya izin verdi.
Eğitmenleriyle birlikte gülmeye başladı –
yumuşak, sıcak bir kahkaha... hepimizi derinden etki-
leyen.

Güvenmeye başladı.
Nazikçe.
Temkinli.
Ama hissedilir biçimde.

**Bir çiçek gibi, sabırla kendi zamanında açı-
yordu.**

Bu özel anaokulunda Kaya, hedefli destekler aldı:
Ergoterapi, otizme özel destekler –
hepsi sevgi dolu günlük hayatın içinde yer buldu.

O dönemde henüz konuşma terapisi almıyordu –
bu, daha sonra destek okulunda başlayacaktı.

Ama burada, ilk sağlam temeller atıldı.

Bu anaokulu Kaya için sadece bir bakım yeri değildi.
Bir sığınaktı.
"Olduğu gibi" olmanın iyi ve yeterli olduğu bir yerdi.

Farklılığın dışlanmadığı, doğal kabul edildiği bir yer.

Bizim için – aile olarak – bu yer çok daha fazlasıydı.
Küçük bir evdi.
Korunaklı bir alan.
"Yalnız değiliz" diyebildiğimiz bir yer.

Bizi anlayan insanlar vardı.
Yargılamayan.
Sadece "orada" olan...

Bu yeri, bu ekibi, bu zamanı – asla unutmayacağız.

Aile tarihimize ışıl ışıl bir bölüm olarak yazıldılar.

Bazen hâlâ aklıma gelir:
Kaya'nın o yeni zemindeki ilk çekingen adımları...
Akvaryuma attığı sessiz bakışları...
İlk utangaç gülümsemesi...

Ve şunu biliyorum:
Her mucize yüksek sesle gelmez.

Bazen küçük olan yeterlidir.
Sessiz.
Zarif.

Bazen sadece bir oda yeter:

"Hoş geldin. Olduğun halinle yeterlisin."

Ve Kaya, tam olarak bunu bu özel anaokulunda
buldu.

Onu ileride taşıyacak olan şeyi...
Her ne olacaksa, onunla yüzleşebilmesi için gereken
desteği.

"Dünya ne kadar gürültülü olursa olsun – evim hep sessiz ve güvenli kalır."

Kaya'nın Destek Okulundaki Hayatı

Kaya okul çağına geldiğinde,
pek çok özel çocuğun ailesinin yaşadığı kararsız-
lığa biz de adım attık:
Hangi okul doğru olurdu?

Ama bizim için bu cevap çok çabuk netleşti –
ve bu düşüncemizi, özel eğitim anaokulundaki ekip
de sevgiyle destekledi:

Kaya, normal bir okula geçmeyecekti.

Bu karar bize zor gelmedi.
Çünkü Kaya için "kutular", "etiketler" bir sınırlama
değil –
bir koruma anlamına geliyor.
Yapı.
Güvenlik.

Ve onun en çok ihtiyacı olan şey tam da bu:
Eksik değil, fazlasıyla.
Daha fazla netlik.
Daha fazla anlayış.
Kendince gelişebileceği bir alan.

Artık Kaya, zihinsel gelişim odaklı bir destek okuluna devam ediyor.
Geçiş süreci yumuşaktı, neredeyse doğal bir devam gibi.
Çünkü bu okul, aynı kampüste yer alıyordu –
tanıdık yüzler, bildik düzenler, sıcak atmosfer...

Bu geçiş kopukluk gibi değil,
bir güven köprüsü gibi oldu.

İlk günden anladık:
Burada da Kaya hoş karşılanıyor.
Burada da Kaya görülüyor.

O bir "dosya" değil.
Bir "vaka" değil.
O Kaya.
Kendi hikâyesi olan, kendi dünyası olan, sonsuz kıymetli bir varlık.

Sınıflar küçük.
Günlük düzen net.
Öğretmenler ve eğitimciler, özel destek ihtiyacı olan çocuklarla çalışmak için özgü eğitime sahip.

Ama her şeyden önemlisi:
Bu okulun sahip olduğu yaklaşım.

Burada önemli olan, "neyin eksik olduğu" değil –
"ne olduğu".
Yetenekler.

Gizli potansiyeller.
Küçük büyük tüm güçlü yanlar.

Bu okulun en büyük zenginliklerinden biri:
Eğitim ve terapinin iç içe geçmiş olması.

Konuşma terapisi, ergoterapi, fizyoterapi ve otizme
özel destek –
hepsi okul gününün doğal bir parçası.

Ayrıca Kaya, yılda iki kez terapötik yüzme ya da ata
binme gibi küçük maceralarla tanışıyor –
onu güçlendiren, gülümseten, büyüten deneyimler.

Bir başka büyük şans:
Servis hizmeti.

Kaya her sabah evimizin önünden alınır,
ve gün sonunda güvenle geri getirilir.

Servis şoförleri yalnızca işlerini yapmıyorlar –
yürekten ilgililer.

Her sabah onu sıcak bir "Günaydın",
ufak bir selam, içten bir gülümseme ile karşılıyorlar.

Ve okul sonrası…
O gülümseme Kaya'nın eve yumuşak bir şekilde geri
dönmesini sağlıyor.

Bizim içinse bu demek:
Gerçek bir rahatlama.

Ne telaşlı öğleden sonralar...
Ne de yorgunlukla biten parçalanmış günler.

Kaya eve geldiğinde zaman bizim:
Oyun zamanı.
Sarılma zamanı.
Sadece "biz olma" zamanı.

Program değil, kalp ritmi belirliyor günü.

Duygusal olarak da gelişimini izliyoruz.
Daha fazla yakınlık kuruyor.
Eskiden zorlandığı dokunuşları kabul ediyor.

Küçük jestlerle sevgisini ifade ediyor –
bizim için birer yıldız gibi:
Parlayan ve yüreğe dokunan.

Elbette her gün kolay değil.
Bazen dünya çok gürültülü, çok hızlı, çok yorucu.
Bazen Kaya içe kapanıyor.

Ama okula severek gidiyor.

Servis gelip onu aldığı an yüzündeki gülümseme,
bize orada güvende olduğunu söylüyor.

Bu destek okulu Kaya için bir istikrar alanı oldu.
Eğilmek zorunda kalmadan büyüyebildiği bir yer.

Kendi hızında.
Kendi renkleriyle.
Kendi benzersizliğiyle.

Biz ebeveynler için bu okul yalnızca bir öğrenme yeri
değil:
Bir korunak.
Günlük hayatın içinde küçük bir yuva.
Hem kanat veren, hem düşerken tutan bir yer.

Ve bize her gün hatırlatıyor:

Kaya, tam da olduğu haliyle doğru.
Onu var eden her şeyle…
Her sevileniyle…
Her olduğu haliyle...

Bu yolculuk devam ediyor.
Her zaman düz değil.
Bazen dolambaçlı.
Bazen ağır adımlarla…

Ama her zaman şu derin hakikate dayanarak:

Farklı olmak, eksik olmak değildir.
Farklı olmak, özel bir şekilde parlamaktır.

Ve Kaya...

Bizim hayal edebileceğimizden çok daha parlak parlıyor.

"Düştüğünde seni tutarım,

uçtuğunda seni hayranlıkla

seyrederim."

Formların Ötesinde – Bir Annenin Sessiz Savaşı

Otizm tanısıyla birlikte sadece duygusal bir yolculuk değil, çok pratik bir süreç de başlıyor:
Başvurular, formlar ve bürokratik adımlar.

Gelişimsel farklılığı olan bir çocuğu olan herkes bilir: destek gerekir.
Ama o desteğe ulaşmak çoğu zaman kolay değildir.

İlk zorluk bile şudur:
Nereden başlayacağınızı bilmemek.

Daha tanı aşamasında – örneğin Sosyal Pediatrik Merkez (SPZ) tarafından verilen bir ön tanı –
ilk destekleri başlatmak için yeterli olabilir.
Bize de danışmanlık sürecinde tam olarak bu önerilmişti:
Bakım derecesi (Pflegegrad) başvurusunda bulunmak.
Zorunlu sigortalı olduğum için, doğrudan sağlık sigortama bağlı bakım kasasına başvurdum.

Kısa bir telefon görüşmesinin ardından başvuru formu posta yoluyla ulaştı.

Formu titizlikle doldurdum.
Durumumuzu olabildiğince doğru ve dürüst bir şekilde anlattım.
Ön tanıyı da ekledim.

Her kelime ağırdı.
Her kutucuk, çocuğumun farklı bir yolda olduğu için destek istemek zorunda olduğumu hatırlattı.

Birkaç gün içinde geri dönüş geldi:
Kaya, Tıbbi Hizmetler Kurumu (Medizinischer Dienst) tarafından değerlendirmeye alınacaktı.

Neyse ki hızlı bir şekilde randevu verildi.
O gün çok gergindim.

Beni neyin beklediğini bilmiyordum.
Kaya'nın bu duruma nasıl tepki vereceğini de...
Ya ağlarsa?
Ya tamamen içine kapanırsa?

Ama zamanında kapımızı çalan o nazik uzman, bize açık, anlayışlı ve şefkat dolu bir şekilde yaklaştı.

Mutfak masasına oturduk.
Dizüstü bilgisayarını açtı ve değerlendirmeye başladı.

Önce Kaya ile temas kurmaya çalıştı –
ama Kaya'ya tanıdık olmayan durumlar rahatsızlık
verdiğinde olduğu gibi,
neredeyse hiç tepki vermedi.

Sessizliği onun diliydi.

Bunun üzerine uzman, benimle konuşmaya odak-
landı.
Bu bir sınav değildi.
Bir sorgulama değildi.

Amaç şuydu:
Günlük yaşantımızı görünür kılmak.

Hangi zorluklar var?
Hangi alanlar iyi gidiyor?
Kaya hangi alanlarda yoğun desteğe ihtiyaç duyuyor?

Gerçekten dinlediğini hissettim.
Bizim gerçekliğimizi anlamaya çalıştığını…

Baskı yoktu.
Yargı yoktu.
Sadece açık bir kalp vardı.

Görüşmenin sonunda bana bazı değerli bilgiler de
verdi.

Örneğin, onaylanan bir bakım derecesiyle birlikte, şu destek haklarımızın doğacağını açıkladı:

- **Bakım parası (Pflegegeld):** Bakımı aile bireyleri yapıyorsa, onaylanan dereceye göre aylık ödeme.

- **Bakım hizmeti (Pflegesachleistungen):** Profesyonel bakım hizmetlerinden destek.

- **Bakımı üstlenen kişinin yerine geçici bakım (Verhinderungspflege):** Bakım veren kişi hastalanırsa ya da mola verirse, geçici bakım hizmeti.

- **Kısa süreli bakım (Kurzzeitpflege):** Örneğin hastaneden sonra, kısa süreli yatılı bakım.

- **Aylık 125 Euro'luk destek (Entlastungsbetrag):** Ev içi destek veya bakım hizmetleri için.

- **Yaşam alanı uyarlamaları:** Evde yapılması gereken güvenlik veya erişilebilirlik tadilatları için destek.

- **Tıbbi cihaz ve araçlar:** Özel yataklar, terapi araçları gibi destekleyici donanımlar.

- **Ulaşım masrafları:** Terapilere veya tıbbi randevulere yapılan zorunlu yolculuklar için geri ödeme.

Ayrıca, bakım kasasının sunduğu ücretsiz bakım danışmanlığı hizmetine erken başvurmamı tavsiye etti — böylece hangi haklarımız olduğunu daha iyi öğrenebilir ve doğru başvuruları yapabilirdik.

Tüm bu bilgiler, ufukta beliren küçük umut ışıkları gibiydi.
Bir işaret:
Bu yolu yalnız yürümek zorunda değiliz.

Sadece bir hafta sonra yanıt geldi:
Kaya'ya resmî olarak bakım derecesi tanındı.

Bu yazıyı elime aldığımda karışık duygular içindeydim.

Bir yandan rahatlama:
Destek artık var.
İhtiyacımız olan yardımların yolu açıldı.

Ama aynı zamanda acı da vardı.
Resmî olarak belgeye dökülmüştü:
Çocuğumun özel bir şekilde desteklenmesi gerektiği gerçeği.
Kalbimde küçük bir sızı.
Sessiz bir yas anı.

Ama aynı zamanda bu, ailemiz için büyük bir adımdı.

Rahatlama, tanınma, destek yönünde bir adım.

Çünkü bazen, resmî bir belge sadece bürokrasi değildir.
Bazen şu sessiz mesajı verir:

"Yalnız değilsiniz."

Ve bazen…
İlerleyebilmek için ihtiyaç duyduğunuz tek şey,
bu arkadan gelen hafif rüzgârdır.

"Bazen bir sarılma, hayattaki en güçlü kalkan olabilir."

Bir Belge, Bin Duygu

Bakım derecesi onaylandıktan sonra, Kaya için engelli kimlik kartı başvurusunda da bulunduk.

Bu, doğal bir sonraki adımdı –
birçok avantaj sağlayan ama aynı zamanda içte çelişkili duygular yaratan bir adım.

Bu kart, ailelere maddi anlamda büyük kolaylıklar ve günlük yaşamda pratik destekler sunuyor.

Ve bu aile hayatında büyük bir rahatlama demek olabilir.

Ama bu kart, aynı zamanda duygusal olarak da bir dönüm noktasıdır.
Çünkü o kartı elinize aldığınızda, belki içten içe çoktan bildiğiniz bir şey,
artık resmîleşmiş olur:

"Benim çocuğum, resmî olarak engelli kabul ediliyor."

Ve bu...
kelimelerle tarif edilemeyecek kadar can acıtıcı olabilir.

115

Özellikle otizm gibi **"görünmeyen bir engel"** söz konusu olduğunda...

Kaya'ya baktığınızda, tanısını anlamazsınız.
Dışarıdan bakan biri için o sadece sessiz, içine kapanık, belki biraz hayalperest bir çocuk gibi görünür.

Ama bu davranışların ardında çok daha fazlası var:
Görünmeyen savaşlar, sessiz zorluklar, kimsenin fark etmediği narin zaferler.

İşte bu kart, bunu hatırlatır.
Gözle görülmeyeni görünür kılar.

Ve belki de en çok bu yüzden can acıtır:
Artık kaçacak bir yer kalmaz.
"Belki öyle değildir" diyemezsiniz.
Çünkü artık yazılıdır. Belgelenmiştir.

Ama derinlemesine baktığınızda şunu görürsünüz:

Bu kart, aynı zamanda bir kalkandır.
Hak talep etmek için bir araçtır.
Topluma sessizce şunu söyleyen bir işarettir:

"Bu çocuk farklı olduğu için zayıf değil – kendi içinde çok güçlü."

Biz bu adımı bilinçli olarak attık.
Kaya'yı "etiketlemek" için değil.
Onu bir tanıya indirgemek için değil.

Tam tersine:
Onun önündeki her kapıyı açmak için.
Destek, kolaylık, katılım ve görünürlük sağlayabilmek için.

Ne yazık ki gerçek şu ki:
Bazen ihtiyaçların ciddiye alınması için resmî bir belge gerekir.

Ağır engelli kimlik kartıyla birlikte elimizde artık şu haklar var:

- **Vergi indirimleri** (özellikle gelir vergisinde artırılmış indirim)

- **Sosyal etkinliklerde indirimler** (müze, hayvanat bahçesi, tiyatro, konser vb.)

- **Terapi ve destek başvurularında öncelik hakkı**

- **Toplu taşıma araçlarında ücretsiz seyahat** (ek belge ve değer pulu ile)

- **Bakım veren ebeveynler için ek izin günleri** (çalışma hayatında geçerli)

- **İşten çıkarma korumasında kolaylıklar** (ileride önemli olacak)

Başvuru, bağlı olunan eyaletin ilgili sosyal hizmet kurumu (Versorgungsamt) üzerinden yapılır.
Oradaki uzmanlar, mevcut rapor ve belgeleri değerlendirerek engellilik derecesini (GdB) belirler.

Tüm bu avantajlar çok kıymetli – ama hikâyenin tamamı bu değil.

Çünkü Kaya bir karttan ibaret değil.
Bir yüzde değil.
Bir dosya numarası değil.
Bir bürokratik işlem değil.

O Kaya.

Kendi dünyası olan, kendi dili olan, kendine has ışığı olan küçük bir çocuk.

Ve evet – bazen o ışığın görünür olabilmesi için bir çerçeve gerekir.

Ama şunu asla unutmamalıyız:
O ışık, hiçbir zaman bir sayıya sığmaz.
Hiçbir kelimeye.
Hiçbir forma.

Destek ile etiket arasında sadece bir kartın üzerindeki bir kelime olabilir.

Ama bizim için bu adım başka bir şeydi:
Sessiz bir güç gösterisi.
Kaya'ya bilinçli bir "Evet".

Utançsız.
Gururla.
Tüm kalbimizle.

Çünkü sonunda önemli olan şu değildir:
Dünya onu nasıl görüyor?

Asıl önemli olan:
O bu dünyada kendi yerini bulabilsin.
Sevgiyle, güvenle, özgürce.

"Cesaret her zaman yüksek sesle bağırmaz. Bazen sadece fısıldar: Bir adım daha at."

Evde Destek –Mucizelerle Dolu Bir Günlük Hayat

Destek sadece terapiyle ya da okulda başlamaz –
her gün yeniden başlar.
Tam da hayatın içinde.
Bazen mutfakta krep çevirirken,
bazen sabah diş fırçalarken,
bazen çocuk bahçede ot yolarken ya da gururla sulama kabını taşırken...

Gelişim, bu fark edilmeyen anlarda olur –
sessizce, neredeyse görünmeden ama derin bir şekilde.

Otizmli bir çocukla evde destek bazen sessiz ve görünmez bir görev gibi hissettirir.
Ne alkış vardır.
Ne resmî bir müfredat.
Ne de "Her şeyi doğru yaptınız" diyen bir belge.

Ama onun yerine:
Yakınlık.
Sabır.
Güven.

Ve günlük hayata gizlice işlenmiş görünmeyen bir sevgi ipliği.

Bu yolda öğrendim ki,
her çocuk aynı şekilde tepki vermez.
Gelişim her zaman düz bir çizgide ilerlemez –
bazen dalgalanarak, bazen geri adım gibi görünerek,
ama sonra yepyeni bir sıçrayışla.

Ve bazı ilerlemeler, başkaları için görünmez kalabilir ama bizim için kalbimize kazınan birer dönüm noktasıdır.

Eğer oğlum bir gün aniden
"Su istiyorum" diyorsa –
ve bunu bir meltdown'a (krize) girmeden yapabiliyorsa, bu benim için bir mucizedir.

Hiç kimsenin kayda geçirmediği,
hiçbir raporun kutlamadığı bir an –
ama benim asla unutamayacağım bir an.

Bireysel Güçlü Yanları Fark Etmek ve Ciddiye almak

Ebeveynler genellikle sezgisel olarak hisseder, çocuklarının nerede parladığını.

Bazen minicik işaretlerdir:
Bir yapbozu görünce parlayan gözler,
saatlerce sabırla blokları ayırmak,
bir melodiyi mırıldanırken ortaya çıkan ritim duygusu...

Bu güçlü yönler birer "ekstra" değil —
çocuğun iç dünyasına açılan anahtarlardır.

Bireysel destek demek:
Çocuğa beklenti yüklemek değil —
onunla birlikte yollar bulmaktır.
Kendi hızında, kendi yetenekleriyle, kendi yoluyla.

Başka çocuklar gibi olsun diye değil.
Kendi dünyasında ciddiye alınsın diye.

Bazen bu, yapılar kurmak anlamına gelir.
Bazen de o yapıları yıkmak.

Bazen sabretmeyi gerektirir —
başkalarının çoktan vazgeçtiği yerde.

Ve bazen de kendini yeniden tanımayı —
anne olarak, baba olarak, insan olarak.

Az Sözcüklü Günler – Çok Anlamlı Anlar

Bazı günler, her şey susmuş gibi gelir.
Yanıt yoktur.
Sözcük yoktur.

Sadece bir bakış.
Sessiz bir mırıldanma.
Ellerle hızlı bir hareket.

Ama aslında çok şey olur.

Duygu dolu, bağlantı kurma isteğiyle dolu,
kelimelerle ifade edilmeyen bir iletişim –
sadece öğrenilmesi gereken.

Konuşmayan bir çocuk,
bizi farklı bir dinleme biçimine zorlar.

Daha derin bir dinleme.
Kulakla değil – kalple dinleme.

Evde destek demek:
Zorla hece çalışmaları yapmak değil.

Beraber ifade yolları keşfetmek.
Kendini göstermek.
Birlikte var olmak.

İlk tanıdan sonraki o ilk ayları hatırlıyorum.
Her şeyi "doğru" yapmak istiyordum.
Terapiler, planlar, programlar…

Ama bir gün –
salonda halının üstünde otururken,
yanımda oğlum varken –
şunu hissettim:

Gerçek destek tam da burada başlıyor.

Onu görmek için sessizce hazır olmakla.
Onu değiştirmeye çalışmakla değil.
Onu şekillendirmekle değil.
Onun dünyasına girmekle –
ve onunla büyümekle.

Kelimeler yoksa – Bakışlar, Hareketler, Ritüeller konuşur

Konuşmayan bir çocuk, sessiz değildir.
O da anlatır –
sadece farklı yollarla.

Belki elinden tutarak,
belki sevdiği oyuncağı kucağımıza bırakıp…

Belki bir bakışla,
bir dokunuşla,
bir mırıldanmayla.

Bu hareketler **cümlelerdir.**
Bu bakışlar **hikâyelerdir.**
Bu beden dili, **romanlardır** –
görmeyi öğrenenler için.

"İletişim" dediğimiz şeyin,
sadece konuşmak olmadığını öğrendim.

Bir parmak işareti bazen bir cümle kadar güçlü olabi-
lir.

Uzatılan bir el, bazen

"Sana güveniyorum."
anlamına gelir.

Destek burada:
Hızla kelime öğretmek değil.

Köprüler kurmak.
Resimlerle.
Hareketlerle.
Güven veren ritüellerle.
"Ben seni görüyorum." diyen işaretlerle.

"Ben seni anlıyorum."
"Sen değerlisin."
belirten jestlerle.

Belki bir "devam" işaretiyle.
Belki bir günlük resmiyle.
Belki beraber söylenen bir çocuk şarkısıyla —
bin kelimeden daha çok bağ kuran.

Bu yavaş bir yol.
Ve bazen yorucu.
Bazen üzücü.
Bazen umutsuz gibi.

Ama bu yolda her küçük adım, çocuğa şunu fısıldar:

Yalnız değilsin.
Görülüyorsun.
Seviliyorsun.

Ve belki de bu,
var olan en güzel destek şeklidir.

"En uzun gece bile sonunda ışığa kavuşur."

Me – Time ! Annelerin de Nefese İhtiyacı Var

Yine uykusuz bir gece.
Saat sabah üç. Kaya gözleri parlayarak uyanık –
sanki gün çoktan başlamış gibi.

Bu tür geceler, o doğduğundan beri hayatımızda.
Kaya her zaman "az uyuyan" bir çocuktu.

Ne melatonin ne ağırlıklı battaniye...
hiçbiri uzun vadede uykusunu uzatmaya yetmedi.

Ne akşam rutinleri ne rahatlatıcı banyolar,
ne de sevgiyle hazırlanmış uyku ritüelleri…
Onun daha az uyuma ihtiyacını değiştiremedi.

Bir noktada değiştiremeyeceğim şeyle savaşmayı bırakmayı öğrendim.
Saatin kaç olduğunu önemsememeyi,
ve onunla güne başlamayı...

Çünkü sinirlenmek, nedenlerini kafamda döndürmek,
"neden o?" diye sormak –
ne bana ne ona bir fayda sağlıyor.

Belki gerçekten daha az uykuya ihtiyacı var.
Belki bu onun kendine has ritmi.
Belki de onu "o" yapan şey, tam da bu.

Ve böylece sabah üçte ışıklar açılıyor.
Kahve makinesi uykulu bir şekilde çalışıyor,
biz de ABC şarkısını söylüyoruz –
sanki bu çok normalmiş gibi.

Bazen çıplak ayakla mutfakta dans ediyoruz,
dışarısı hâlâ karanlıkken...

Bazen sadece oturup
bu erken saatlerin kendine özgü sessizliğini dinliyo-
ruz.

Kaya, akşama kadar uyumuyor.
Ne öğle uykusu…
Ne kısa bir kestirme…
Hiç ara yok.

Ama hâlâ neşeli.
Enerji dolu,
merak dolu –
her sese, her görüntüye, her dokunuşa…

Ben ise akşam saatlerinde –
dünya nihayet yavaşlarken,
bir an için oturabildiğimde –
vücudumun nasıl dinlenmeye ihtiyaç duyduğunu his-
sediyorum.

**Ruhumun içten bir nefese ne kadar özlem duy-
duğunu...**

Sorun sadece kısa geceler değil.
Sürekli zihinsel varoluş.
Duygusal tetikte olma hali.
Hiç tam kapanmayan bir iç alarm.

Otizmli çocukların ebeveynleri bilir:
Gerçek anlamda yenilenmeye pek zaman kalmaz.

Her değişimi, her sinyali, her zorluğu fark etmek ge-
rekir.
Ve bu esnada kendini unutmak çok kolay –
ama çok tehlikelidir.

Bu yolda şunu öğrendim:

Kendine iyi bakmak lüks değil – ihtiyaçtır.

Eğer dayanıklılığım azaldıysa,
ufak şeyler gözümde büyümeye başladıysa,
sabır daha oluşamadan kırılıyorsa...

Mahir'le konuşuyorum.
Ve kendime bilinçli molalar ayarlıyorum.

Bazen sadece ormanda bir yürüyüş —
düşünceler ağaçların arasında hafifliyor.

Bazen sevdiğim bir kafede sessizce oturmak —
sadece nefes almak, hayal kurmak...

Bazen amaçsız bir şehir turu —
plansız, hesapsız...

Bazen de küçük bir kaçamak,
hayatın sadece ev ve bakım döngüsünden ibaret ol-
madığını hatırlatan.

Ve bazen —
sadece uyku.

Derin, bölünmeyen bir uyku —
beni sarıp sarmalayan,
yeniden güç veren...

Her seferinde bu molaları kendime verdiğimde hisse-
diyorum:

Kendime geri dönüyorum.
Ve sonra yeniden Kaya'ya.

Çünkü çoğu zaman unutuluyor:

Anneler de yeniden dolmak zorunda.
Annelerin de sınırları var.
Anneler de yorulabilir – ve güçlenmeye hakkı vardır.

Mola verdiğim için kötü bir anne değilim.
Tam tersine:
Kendimi kaybetmediğimde daha iyi bir anneyim.

Bunu anlamam uzun sürdü.

Eskiden suçluluk hissederdim.
Kendime zaman ayırınca,
bencilmişim gibi hissederdim.
Kaya'yı yalnız bırakıyormuşum gibi...

Ama artık biliyorum:

Bu bencillik değil.
Bu sevgidir.

Hem çocuğuma olan sevgi –
hem de kendime olan...

Tüm kalbimle diliyorum ki,
daha çok ebeveyn, kendini önemsemeye cesaret et-
sin.

Bilseler keşke:

- Yorulmak normal.

- Yardım istemek normal.

- Devam etmeden önce bir kez durup nefes al-
mak... normal.

Çocuklarımız mükemmel ebeveynlere değil,
içten vazgeçmeyen ebeveynlere ihtiyaç duyar.

Yorulsak da, her seferinde yeniden ayağa kalkacak
gücü bulabilen...

Ve bunun için:
Mola gerekir.

Fırtınanın ortasında minicik bir nefes aralığı...

Sessizce şunu diyebileceğimiz bir an:
"Şimdi sıra bende."

Çocuklarımızdan daha önemli olduğumuz için değil —
onlar için güçlü kalabilmek adına.
Kendimiz, çocuğumuz ve ailemiz için.

Ve sonra —
o küçük duraktan,

kendimize verdiğimiz bir nefeslik sevgiden sonra —
yeniden yürüyebiliriz:

Yeni bir sevgiyle,
yeni bir güçle,
yeni bir sabırla.

Kaya için.
Kendim için.
Bizim için.

Kendi Ritiminde – Keşif ve Huzur Arasında

Dışarıda, büyük ve rengârenk dünyada Kaya kendini çoğu zaman şaşırtıcı şekilde iyi hissediyor.

Birçok otizmli çocuk kalabalıklardan kolayca bunalsa da, Kaya dışarıda olmayı çok seviyor.

Alışveriş merkezleri, hayvanat bahçeleri, lunaparklar ya da kapalı oyun alanları –
onun için buralar birer macera ve keşif yeri.

Ama çevresindeki canlılığı sevse de,
ne zaman fazlalaştığını çok iyi hissediyor.

Böyle anlarda Kaya geri çekilmeyi seçiyor –
kalabalığın ortasında küçük molalar, küçük sessizlik adaları...

Kulak koruyucu kulaklıkları onun en iyi yol arkadaşı.
Dünyanın gürültüsünü filtrelemesine,
sadece önemli olana odaklanmasına yardımcı oluyor.

Kaya özellikle küçük çocukların ağlama ve çığlık seslerine karşı çok hassas.

Bu ani ve yüksek sesleri duyduğunda,
kendiliğinden kulaklarını iki eliyle kapatıyor.
Bu, zamanla kendi geliştirdiği bir koruma yöntemi
oldu.

Okulda ise neredeyse gün boyu kulaklık takıyor –
kendini kapatmak için değil,
güvende hissetmek için.

Tüm hassasiyetine rağmen Kaya dışarıda olmayı çok
seviyor.

Lunaparklar onu renkleriyle, enerjisiyle ve neşeli orta-
mıyla büyülüyor.

Hayvanat bahçeleri – özellikle küçük olanlar ve hay-
vanlarla yakın temasın mümkün olduğu bölümler –
onun favorisi.

Hayvanları izlemeyi, onlara dokunmayı, onlara yakın
olmayı çok seviyor.
Bu temaslar onu mutlu ediyor –
onu yavaşça çevresindeki dünyaya bağlıyor.

Kapalı oyun alanları ise özel bir dikkat gerektiriyor.
Diğer çocukların enerjisi orada öngörülemez olabili-
yor.

Biz de Kaya'yı her zaman yakından takip ediyoruz –
istemeden oluşabilecek çarpışmalar veya düşmelere
karşı dikkatliyiz.

Çünkü onun oyun sevinci sınırsız –
ama tehlike algısı henüz gelişmemiş durumda.

Ama en büyük tutkusu hâlâ:
Su.

Yüzmek, Kaya için özgürlük demek.

Suda, sanki her türlü ağırlığı ve sınırı üzerinden atıyor
gibi...

Daha altı yaşındayken, ailemin yazlık evinde
yüzmeyi kendi kendine öğrendi.

İlk başta can yeleğiyle –
ama sonra, bir cesaretle, onsuz.

Tekniği diğer çocuklardan farklı olabilir,
ama suyun içinde kendini güvende taşıyabiliyor.

Dalıp çıkmak, yüzmek, oynamak –
Kaya saatlerce yüzebilir.
Hem de öyle bir neşeyle ve sabırla ki,
insanı içine çeken bir enerjiyle.

Hayatın gürültüsüyle sessizlik arasında savrulurken,
Kaya bize yeniden hatırlatıyor:
"Farklı olmak, eksik olmak değildir."

Bu dünyayı, kendi yoluyla keşfetmek demektir.
Kendi ritminde.
Kalbiyle.
Sessiz ama güçlü bir cesaretle."

Ve biz, onun bu yolculuğunda ona eşlik edebiliyoruz:
Nazikçe.
Dikkatle.
Ve sevgiyle.

"Bazen yeniden cesaret bulmak için

sadece bir gülümseme yeter."

Otizmli Bir Çocukla Seyahat Etmek

Yaz tatili yaklaşıyor, güneye giden uçak biletleri çoktan alındı.
Çocuklarla seyahat etmek zaten başlı başına bir zorluk –
Kaya ile bu gerginlik iki katına çıkıyor.

Berfin uzun yolculuklarda sakin kalabiliyor,
ama Kaya için durum farklı.

Şimdiye kadar dört saatten uzun uçuşlara cesaret edemedik –
çünkü onun yolculuğa nasıl tepki vereceğini hiçbir zaman tam olarak bilemiyorum.

Kaya ilk uçak yolculuğunu üç aylıkken yaptı.
O zamandan beri onunla yaklaşık 20–25 kez uçağa bindik.
Ve yine de her seferinde zihinsel olarak yeniden hazırlanmam gerekiyor.

Hiçbir uçuş diğerine benzemez.
Hiçbir gün bir öncekine uymaz.

Kaya'nın engelli kimlik kartı çıktıktan sonra,
her seyahat öncesi havaalanlarında sağlık destek hizmetinden yararlanmaya başladım.

Almanya'daki birçok havalimanında çocuk arabası
veya pusetle uçağın kapısına kadar gitmek mümkün
olmuyor –
bu araçlar genellikle özel bagaj bölümünden teslim
edilmek zorunda.

Ama Kaya gibi çocuklar için bu kabul edilemez.
Çünkü onun kaçma eğilimi çok yüksek ve tehlikeleri
gerçekçi şekilde algılayamıyor.

Bu hizmet sayesinde bize bir tekerlekli sandalye tahsis ediliyor ve güvenlik/pasaport kontrolünden doğrudan kapıya kadar eşlik ediliyoruz –
bu da büyük bir rahatlama.

Hedef ülkeye vardığımızda bile bu hizmet çoğu zaman devam ettirilebiliyor.

Bu destek için her seferinde minnettarım –
çünkü bu zaten stresli süreci çok daha hafifletiyor.

Neyse ki, şimdiye kadarki uçuşlarımızın çoğu Kaya
için oldukça sakindi.

Özellikle gece uçuşlarında genellikle kalkıştan kısa süre sonra uykuya dalıyor.

Uyumazsa, ben yeterince oyalanacak şeyler hazırlarım:

- Her yolculuktan önce 2–3 yeni oyuncak veya kitap alırım.

- Tableti şarj edilir, yeni uygulamalar ve filmler yüklenir.

- Ve elbette: Atıştırmalıklar asla eksik olmaz – bu bizim küçük seyahat rutinimiz.

Her ihtimale karşı el bagajımda küçük bir seyahat ecza çantası bulunur:

- Ateş düşürücü,

- burun spreyi,

- alerji hapları,

- yara bandı,

- mide bulantısı veya ishal ilaçları...

Hazırlıklı olmak beni rahatlatıyor.
Bana, tüm belirsizliklerin ortasında az da olsa kontrol
hissi veriyor.

Kaya arabayla seyahate ise bayılır.

Hatta bazen kendi ister –
biz de hemen toparlanır ve çıkarız.

En sevdiğimiz rota: Harz dağları.
Evimize yaklaşık 30–40 kilometre mesafede.

Orada küçük, sessiz, doğayla iç içe bir oyun
parkı keşfettik.
Sakin, yeşil ve sade bir yer –
Kaya'nın sakinleşebildiği,
bizimse sadece aile olabildiğimiz bir yer.

Dünyanın temposunun önemli olmadığı bir yer.

Otizmli bir çocukla seyahat farklıdır.

Planlama sadece bilet almak ya da bavul hazırlamak
değildir.

Hissetmek demektir.
Sezmek, destek olmak, bazen de bırakmak...

Her şeyi önceden planlayamazsın.
Her şeyi kontrol edemezsin.

Ama birlikte başardığımız her yolculuk bir zaferdir.
Hikâyemize eklenen yeni bir bölüm.

Ve bu da bize şunu gösterir:
Farklı yollarla da dış dünyaya açılmak mümkündür –
eğer bu yol birlikte yürünüyorsa.

Ve bazen...
uçuş planlarıyla orman parklarının sessizliğinin orta-
sında...
şunu fark ederim:

Mutluluk, mükemmel bir akış gerektirmez.
Sadece açık bir yürek ister.

Ve bizde ondan bolca var.

"En küçük adım bile,

olduğun yerde kalmaktan daha değerlidir."

Sosyal Medyada Yolculuğum –
Instagram: @mama_mit_autist

Her şey büyük bir planla ya da iyi düşünülmüş bir fikirle başlamadı.
Bir duyguyla başladı.

Çaresizlikle, sorularla ve görülme, anlaşılma arzusuyla karışık bir hisle...

"Otizm" kelimesi aile hayatımıza ilk kez dokunduğunda,
ben de birçok anne gibi şaşkın, yorgun, kafası karışık ve cevapsız kalan sorularla doluydum.

Elbette ilk işim internete bakmak oldu –
bir umut, bir yön arayışı, sisin içindeki küçük bir ışık gibi...

Ama karşıma çıkanlar çoğu zaman hayal kırıklığıydı:

- Soğuk, akademik terimler...

- Ya da otizmi sadece eksiklik, yük ya da üzücü bir kader gibi gösteren yazılar...

Oysa ben her gün çocuğumla birlikte bambaşka bir şey yaşıyordum:

- Küçük mucizeler,

- Sessiz ilerlemeler,

- Ve ön yargılardan çok daha güçlü bir iç güç...

İçimde bir düşünce büyümeye başladı – ve bir daha da gitmedi:

Dünya otizmi sadece böyle mi görmeli?

Ben başka bir şey göstermek istedim.

Otizmli bir çocukla yaşamın
dramatize edilmeden,
küçültülmeden,
ama gerçek, samimi ve sevgi dolu anlatıldığı bir alan yaratmak istedim.

"Farklılık" değil, insanlık ön planda olsun istedim.

Cesaretin ve sevginin, korkudan ve ön yargıdan daha fazla hissedildiği bir yer...

Şunu göstermek istedim:

Otizm bir hayalin sonu değil.
Yeni ve özel bir yolun başlangıcıdır.

Evet, bu yol bazen engebeli.
Ama aynı zamanda çok yoğun, özel, dokunaklı.

Böylece Instagram hesabım: @mama_mit_autist

ortaya çıktı.

Başta küçük bir hesaptı sadece.

Bir tür günlük –
güzel anlar, zor günler, düşünceler, kaygılar, küçük ve
büyük başarılar...

Sadece anlattım.
Olduğum gibi.
İçten.
Samimi.

Biri dinleyecek mi, bilmiyordum.

Ama sonra fark ettim ki:
Yalnız değilim.

Diğer anneler, babalar, büyükanne-babalar yazdı
bana...

Kendi yollarıyla dünyaya başka gözlerle bakan ya da
böyle birine eşlik eden insanlar...

Yıllarca sessizce acı çekenler...
Sorularla, endişelerle, bağlantı kurma özlemiyle dolu
insanlar...

Birden gerçek bir şey oluştu.
Birlik duygusu.
Seslerin, kalplerin, düşüncelerin ördüğü bir ağ...

Hesabım aracılığıyla birçok aileye ulaştım.

Özellikle anneler bana yazdı:
"Sonunda anlaşıldığımı hissettim."
"Paylaşımların bana güç verdi."
"İlk kez korkularımı, tükenmişliğimi ve küçük umutlarımı konuşabildim."

Kurulan bağlar, sözcüklerin ötesindeydi.
Çok fazla açıklamaya gerek yoktu –
çünkü birbirimizi anlıyorduk.

Gördüm ki:
Bu yol sadece bana iyi gelmedi.
Başkalarına da iyi geldi.

Evet, bu kadar kişisel şeyleri paylaşmak insanı savunmasız bırakıyor.

Ama gelen olumlu geri dönüşler, gerçek buluşmalar
ve bana duyulan güven...
her gün tekrar tekrar gösteriyor ki:
Bu yol değerli. Ve gerekli.

@mama_mit_autist – Bir Hesaptan Fazlası

Artık sadece bir profil değil bu hesap.
Küçük ama korunaklı bir topluluk.

Açıklık, cesaret ve samimi paylaşım için bir yer...

- Soruların utanç duymadan sorulabildiği,

- Hikâyelerin yargılanmadan anlatılabildiği bir
  alan...

Ben sadece paylaşmıyorum –
aynı zamanda çok şey de alıyorum:

Değer.
Teselli.
Yeni bakış açıları.
Yeni dostluklar.

İnsan olmak merkezde.

Cevap veriyorum.
Dinliyorum.
Beraber gülüyorum.
Beraber ağlıyorum.
Eşlik ediyorum – bana da eşlik ediliyor.

Ben sadece anlatan biri değilim.
Bu paylaşımın bir parçasıyım.

@mama_mit_autist benim için bu yüzden çok
özel:

- Sadece bir bilgilendirme hesabı değil.

- Bir güven alanı.

Kusursuz değil, gerçek...
İdealleştirilmiş değil, içten...

Ve toplumun ihtiyacı olan da bu:

Daha fazla gerçek hikâye.
Daha fazla insanlık.
Daha fazla birlikte olma.

Gelecek İçin Dileğim

Uzun vadede istiyorum ki, bu hesap sadece bizim aile yaşantımıza açılan bir pencere olmasın.

Daha kalıcı bir katkı sunsun:

- Daha fazla farkındalık için,

- Daha fazla anlayış için,

- Farklı hisseden, düşünen ya da iletişim kuran insanlara karşı daha fazla açıklık için...

İstiyorum ki,
Otizm tabu olmaktan çıksın.
Anne-babalar kendini saklamak zorunda kalmasın.
Kaya gibi çocuklar gerçekten görülsün.

Bir eksiklik değil, bir zenginlik olarak.

Eğer benim yazdığım bir cümle bile:

- Bir annenin biraz daha az çaresiz hissetmesini sağlıyorsa...

- Bir babanın biraz daha sabır geliştirmesine yardım ediyorsa...

- Bir öğretmenin biraz daha dikkatli bakmasına vesile oluyorsa...

O zaman her şey buna değer.

Her paylaşım.
Her açıklık.
Her tek kelime...

Ben inanıyorum ki:
Gerçek değişim küçük yerlerde başlar.

- Her sohbetle,

- Her açık kalple,

- Her aktarılan küçük ışıkla...

Ve ben anlatmaya devam edeceğim:

Kaya için.
Kendim için.
Ve sesini duyuramayan nice aile için...

Çünkü hikâyelerimiz duyulmayı hak ediyor.
Ve sevgiyle söylenen her söz,
bu dünyayı bir parça daha aydınlık kılabilir.

"Mucizeler zaman ister…

ve onlara inanacak bir yürek."

Ailemiz – Sevgiyle Örülmüş Bir Ağ

Derler ki, bir çocuğu büyütmek için koca bir köy gerekir.
Bence ise, açık yüreklere sahip insanlar gerekir.

Soru sormayan,
"Ne sorunu var?" demeyen,
ama "İyi ki var." diyebilen insanlar…

Yargılamayan, sadece eşlik eden…
Beklemeyen, sadece kabul eden…

Ve biz, tam da böyle insanlarla çevriliyiz.
Bu, bizim en büyük şansımız.

Hep yanımızda olan insanlar.
Zorunda oldukları için değil –
istedikleri için yanımızdalar.

Kaya'yı bir tanıdan ibaret görmeyen,
onu gerçekten gören insanlar…

Hem benim ailem hem eşimin ailesi,
bizi taşıyor.
Kaya'yı taşıyor.
Ve biz ebeveynler yorulduğumuzda, bizi de taşıyor.

Annem Zeynep ve babam Dursun Sayar,
Kaya'yı doğduğu ilk günden itibaren sonsuz bir sevgiyle ve içtenlikle karşıladılar.

Kollarında Kaya hep istenilen bir çocuktu.
Ne bir tereddüt, ne bir soru –
sadece kalpten kabul…

Evleri hâlâ Kaya için bir güven limanı.
Tanıdık seslerle, sarılmalarla, ev sıcaklığıyla dolu bir yer.

Ablam Nurhan, Kaya için sadece bir teyze değil –
gerçek bir kalp insanı.

Kaya onun ismini duyar duymaz yüzü aydınlanır.

Onun sabrı, yumuşak yaklaşımı ve Kaya'nın küçük dünyasına olan içten ilgisi hem Kaya için hem bizim için çok değerli.

Abim Ayhan, Kaya dış görünüşüyle dayısına çok benzer,
ve dayısı onun için sessiz ama sağlam bir limandır.

Sözsüz de olsa, Kaya onun yakınlığında kendini güvende hisseder.

Ayhan'ın partneri Annika, psikoloji okuyor –
Kaya'ya öyle hassas ve anlayışlı bir gözle bakıyor ki,
beni her defasında duygulandırıyor.

Yeğenlerim Deniz ve Devrim, Kaya'nın ilk oyun arkadaşlarıydı.
Ona kendi dünyalarını oyunla, doğal şekilde açtılar.
Baskı yapmadan, beklenti koymadan.

Devrim, meşhur "Gıdıklama Canavarı" oyununu icat etti –
kahkahayla, yakınlıkla, saf neşeyle dolu küçük bir ritüel.

Kaya hâlâ bu oyunu çok seviyor.
Aileyle olan altın bağlardan biri haline geldi.

Ve eşim Mahirin ailesi...

Büyükanne Selvi Alkaya – sevgi dolu, sabırlı, güçlü…
Kalbi her engelden daha büyük bir kadın.

Kaya'ya hiç "Neden farklısın?" diye sormadı.
Onu olduğu gibi sevdi.
Koşulsuz.

Ellerindeki şefkat, anlattığı masallar, huzur dolu varlığı…
Kaya için kelimelerle anlatılamayacak bir güven duygusu yaratıyor.

Büyükbaba Alirıza Alkaya, artık aramızda değil…
Ama kalbimizde hep yaşıyor.

Kaya'nın ilk yıllarında – özellikle teşhis sürecinin zorlu döneminde –
benim için sessiz bir dayanak oldu.

Sessizliği, içten sevgisi, samimiyeti…
Benim gücüm tükenmek üzereyken bile bana destek verdi.

Benim için o hep:
En iyi dede, en harika kayınpeder olarak kalacak.

Gülüşü, Kaya'yı kucaklama şekli, hayata olan güveni…
bugün bile ailemizin içinde yaşamaya devam ediyor.

Son nefesime kadar minnettarım!

Eşim Mahir'in bir ablası var – Zeynep.
Ve onun oğlu Berat, Kaya'nın sadece kuzeni değil –
aynı zamanda arkadaşı.

Amcaları Koray ve Ulaş da Kaya'ya sevgi dolu bir
kalple yaklaşıyor.
Küçük jestleri – birlikte top oynamak, sabırla dinle-
mek –
Kaya için tahmin edilenden çok daha anlamlı.

Kaya, tüm aile bireyleri için çok özel.

Sadece zorluklarıyla tanımlanmıyor.

Olduğu gibi görülüyor –
akıllı, sevgi dolu, hassas bir çocuk olarak.

Ve işte önemli olan tam da bu:

Ne mükemmellik.
Ne beklenti.
Ne "normale" ulaşma çabası.

Sadece sevgi.

Soru sormayan,
yargılamayan,
sadece orada olan bir sevgi...

Zemin kaydığında onu tutan bir kalpler ağı...

Dört duvara bağlı olmayan,
onu olduğu gibi kabul eden insanlarla örülmüş bir
yuva...

Sessiz, güçlü, sarsılmaz bir sarmalama...

Bugün.
Yarın.
Ve daima…
bunun için sonsuz minnettarım.

Çünkü bu yolculukta bana öğretilen en büyük şey şu
oldu:

Gerçek aile, her şey mükemmel olduğunda değil…
her şeye rağmen kalanlardır.

Sessizlikte, sevgide, umutta kalanlar…

Ve Kaya, bu hediyeyi kalbinde taşıyor.

Biz de onunla.

*"Gerçek yol arkadaşları,
yanında kalmak için cevaba ihtiyaç
duymayanlardır."*

Dostlarımız – Seçtiğimiz Ailemiz

Aile sadece kan bağıyla sınırlı değildir.
Hayatımızda öyle insanlar var ki, Kaya'yı kalple-
riyle yeğenleri yaptılar.

"Niçin böyle?" diye sormadılar.
Sadece orada oldular.

Sessizce.
Samimi.
Koşulsuzca.

Alev ve Deniz, oğulları Alicem ve Güney ile bir-
likte…
Ebru ve Hüseyin, kızları Yade Su ve Larin ile…
Seyran ve Ümit, çocukları Taylan ve Ela ile…
Gülseren ve Seyit, sessiz ama güçlü varlıklarıyla…

Hepsi – hem büyükler hem çocuklar –
Kaya'ya saygıyla, hassasiyetle ve içtenlikle yaklaşıyor.

Onlar, kelimelere gerek duymadan anlıyorlar:
Gerçek bir temas,
beklentilerin karşılanmasında değil –
birine alan açabilmekte gizlidir.

Çocukları bize gerçek kapsayıcılığın ne demek olduğunu gösteriyor:

- Bir kavram olarak değil,

- süslü bir cümle olarak değil,

- doğal, yaşanmış bir farkındalık olarak...

Kaya'yı olduğu gibi kabul ediyorlar –
onu değiştirmeye çalışmadan.

Kendilerini ona uydurmuyorlar –
dünyalarını ona açıyorlar.

Ve belki de en büyük hediyeyi veriyorlar:
Koşulsuz kabul.

Gözlemledim onları:
Kaya'ya alan veriyorlar.

Zorlamıyorlar – bekliyorlar.
Sabırla uzattıkları elleri,
Kaya bir gün tutarsa,
sevinçleri tarifsiz oluyor.

Ona bir gülümseme veriyorlar –
geri dönmesini beklemeden.

Onun en küçük tepkilerini birer hazine gibi görüyor-
lar – adeta bir armağan gibi…

Bu sessiz ve gerçek buluşmalar,
binlerce kelimeden daha fazlasını anlatıyor.

Sanki sabırdan, güvenden ve içtenlikten örülmüş kü-
çük ışıklı köprüler gibiler.

Bazen en sessiz hareketler,
en derin etkiyi yaratır:

- Bir bakış,

- Sessizce beklemek,

- Sözcüksüzce birlikte salıncakta oturmak...

Bu dostlar hayatımıza tesadüfen girmediler.
Onlar bizim seçtiğimiz ailemiz.

Farklılıklarla aralarına duvar koymayan insanlar…
Yüzeyde kalmayan – derinliğe inen ve orada kalabilen insanlar…

Zorlaştığında çekip gitmeyen,
orada kalan insanlar.

Açık kollarla.
Açık kalplerle.

Ve bazen kalbin en çok ihtiyaç duyduğu şey bu olur:

Anlamasa bile yanında olan insanlar.
Sevgi vermek için müfredata ihtiyaç duymayan insanlar.
Yakınlık kurmak için cevaba gerek duymayan insanlar.

Sadece kalanlar.
Soru sormadan.
Sadece sevgiyle.

Kaya için.
Bizim için.
Bir yere bağlı olmayan, kalbe bağlı bir "yuva"
için.

Ve tam da bu yüzden, seçtiğimiz ailemiz bu kadar
özel:

Onlar bir tesadüf değil.
Bir armağan.

"Gerçek dostlar,

neden düştüğünü sormaz.

*Yeniden kalkabilene kadar sessizce
yanına otururlar."*

Kaya'ya Bir Mektup

Benim en kıymetli Kaya'm,

Bazen düşünüyorum…
Acaba bir gün bu satırları okur musun?
Kalbinle mi anlarsın, aklınla mı —
yoksa sadece kendine özgü, harika bir şekilde mi?

Ama biliyor musun?
Yine de yazıyorum.
Çünkü bu satırları hak ediyorsun.
Çünkü sen, benim kalbimsin.

Sen dünyaya geldiğinde içimde öyle büyük bir sevgi
vardı ki,
neredeyse nefes alamıyordum.

Ve her geçen gün seni izledikçe,
bu sevgi sessizce, güçlüce, sınırsızca büyüyor.

Sen hayatımı değiştirdin.
Farklı olduğun için değil —
sen olduğun için.

Hatalar yaptım.
Çoğu zaman şüpheye düştüm, içimle savaştım, ağla-
dım —
genellikle gizlice, sen görme diye...

Ama bir şeyi hiç yapmadım:
Seni sorgulamadım.
Asla.

Seni anlamak istedim.
Sana ulaşmak.
Sonra fark ettim ki:
Sana ulaşmam gerekmiyor.
Sadece yanında olmam yetiyor.

Senin değiştirilmeye değil,
görülmeye ihtiyacın var.

Bana gerçek farkındalığın ne demek olduğunu sen öğrettin.
Kalple duymanın ne demek olduğunu...
Gerçek dilin sadece kelimelerden oluşmadığını sen gösterdin bana —
bakışlardan, dokunuşlardan, güvenden...

Biliyor musun, sende en çok neyi seviyorum?

Cesaretini.
Gülüşünü.
Dansını.
Dünyayı kendine has bir düzene koyuşunu.
Sessizliğini — ve yine de nasıl coşkuyla sevildiğini.

Beni anladığında bana nasıl baktığını —
hiç konuşmadan...

Ve sana bir söz veriyorum, oğlum:

Her zaman yanında olacağım.
Senin gücün kalmadığında ben savaşacağım.
Seni kimse duymadığında ben sesini duyuracağım.
Ve seni koruyacağım —
eğer bir gün ne kadar özel olduğunu unutur gibi

olursam,
seni benden bile koruyacağım.

Sen asla "fazla" değilsin.
Ve asla "eksik" değilsin.

Sen, Kayasın.
Benim oğlum.
Benim ışığım.
Benim küçük mucizem.

Seni seviyorum.
Koşulsuz.
Her zaman.

Annen...

"Bazen kelimeler, bir kalbin hissettiklerini anlatmaya yetmez. Umarım her gün hissediyorsundur."

Berfin – Bir Abla Olarak Düşüncelerim

Kardeşim Kaya hayatımı değiştirdi.

Kaya doğmadan önce uzun zamandır bir kardeşim olsun istiyordum.
Birlikte oynayabileceğim bir kardeş…
Ama anne ve babam, bu dileğin kolay kolay gerçekleşmeyeceğini sürekli söylüyordu.
Zamanla bu düşünceyi geride bıraktım ve tek çocuk kalacağımı kabullenmeye başladım.

Ama 2015 sonbaharında bir şeylerin farklı olduğunu hissettim.
Sanki annem ve babam benden bir sır saklıyordu.
Cesaretimi topladım ve son bir kez daha sordum:
"Anne, hamile misin?"

174

Oldukça cesurca bir soruydu, biliyorum.
Ama dört yaşındaki halim için bu hiç önemli değildi.
Ve yıllar geçse de, böyle doğrudan sormaktan hiç
vazgeçmedim.

Tek önemli olan şey cevaptı.
Ve cevap şuydu:
"Evet."

Mayıs 2016'da o büyük gün geldi:
Küçük kardeşim doğacaktı.

Annem ve babam sabah beni kreşe bıraktıktan sonra
hastaneye gitmişler – annemin sancıları başlamış.
Ama ben bunu o an bilmiyordum.
Öğle saatlerinde beni almaya gelen kişi ne annemdi
ne babam.
Dedem geldi.

Annemin hastanede olduğunu söyledi.
Hemen birlikte hastaneye gittik.
Çok heyecanlıydım – ve Kaya'yı kucağıma bile almış-
tım.

Onu dikkatlice kucağımda tuttuğum anda hissettim:
**Bu minik bebek hayatımı tamamen değiştire-
cekti.**

Artık ailenin tek çocuğu değildim.
Artık küçük bir arkadaşım vardı.
Ve bundan daha mutlu olamazdım.

Üç yıl sonra,
annem ve babam – ve çevremizdekiler – Kaya'nın
yaşıtlarından farklı olduğunu fark etmeye başladı.

İlk kez otizm şüphesi dile getirildi.
Ve ardından gelen resmi tanı…

Ama bu tanı, benim için pek bir şeyi değiştirmedi.
Sadece, onun diğer çocuklardan neden farklı oldu-
ğunu açıklayan bir bilgi gibiydi.

Ama benim gözümde değişen hiçbir şey yoktu.
Kaya, hep hayalini kurduğum sevecen, tatlı küçük
kardeşimdi.
Dünyadaki hiçbir "farklılık" bu gerçeği değiştire-
mezdi.

Yıllar geçtikçe kardeşliğimiz daha da güçlendi.

Birlikte yapbozlar yaptık, çocuk kitaplarını okuduk,
konuşma pratiği yaptık.
Tabii ki bazı günler, nedensiz huysuzlaştığı, yalnız

kalmak istediği anlar da oldu.
Ama bunlar da hayatın bir parçası – ve çok normal.

Tüm bunlara rağmen – ya da belki tam da bu yüzden
–

Kaya, hayatımdaki en özel insanlardan biri.

Onun yanımda olmasından dolayı çok minnettarım.
Evet, onunla hayat bazen zorlayıcı olabiliyor.
Ama bu zorluklar, yaşadığımız her saniyeye değer.

**Kaya'nın ablası olmakla büyük bir gurur duyu-
yorum.**

Bugün – aradan geçen yılların ardından –
ilişkimiz daha da derinleşti.

Kaya büyüdü ve kendi güzel, özgün tarzıyla geliş-
meye devam ediyor.
Birlikte gülüyoruz, yeni ilgi alanları keşfediyoruz –
ve çoğu zaman çok az kelimeyle bile anlaşabiliyoruz.

Bazen zor, bazen sadece çok güzel.
Ama her zaman: Sevgi dolu.

Ve şunu biliyorum:
Hayat bizi nereye götürürse götürsün –
ben her zaman onun yanında olacağım.

"İki ruh, iki yol —

ama her zaman el ele."

Kalpten Gelen Son Sözler

Ben doktor değilim.
Terapi uzmanı da değilim.
Teşhis veya gelişim planları konusunda bir profesyonel değilim.

Ben sadece bir anneyim.
Kalbiyle düşünen, soru soran, güçlü duran –
ve bazen sessizce ağlayan bir anne.

Bu kitapta anlattığım her şey bizim yolumuz.
Bizim deneyimlerimiz.
Bizim günlük hayatımız.
Bizim düşüncelerimiz.

Otizm, özel eğitim okulu, erken destek, dil terapisi gibi terimleri
ben kendi yaşantımızdan, uzmanlarla yaptığımız görüşmelerden
ve hayatın içinden olduğu gibi öğrendim.

Tıbbi bir doğruluk iddiası taşımıyorum – ama içtenlik iddia ediyorum.

Bilgi ve destek arayanlar için önerdiğim bazı yerler:

- **Autismus Deutschland e.V.** (Otizm Almanya Derneği)

- **BZgA – Almanya Sağlık Bilgilendirme Merkezi**

- **Yerel gençlik dairesi veya SPZ (Sosyal Pediatrik Merkezler)**

- **Erken destek merkezleri, ebeveyn girişimleri, destek grupları**

Bize iyi gelen her şey, senin yolun olmak zorunda değil.
Ve bizi zorlayan şeyler, başka aileler için çok daha kolay olabilir.

Otizm sabit bir tanım değil – renkleri bol bir dünya.

Büyük Bir Teşekkür

Kaya'nın yolculuğunda yanında olan herkese kalpten
teşekkür ediyorum.

Ona şekil vermeye çalışmadan destek olan öğretmen-
lere ve terapistlere,
ilk bakışta görünmeyeni görebilen eğitimcilere,
sabırla dinleyen ve kalbiyle anlayan herkese...

Özel bir teşekkür de çocuk doktorumuz
Sayın Dr. Nermin Doğramacı ve harika ekibine.
Sadece tıbbi açıdan değil, insani açıdan da hep yanı-
mızda oldular.
Anlayışları, sabırları ve açık yürekleriyle
en zor anlarda bizi desteklediler.
Kaya'ya olan güvenleri ve sakinlikleri,
bizim güçsüz düştüğümüz zamanlarda bize güç verdi.

Can Großhandel GmbH firmasına ve özellikle
Ekin Sarıkaya'ya yürekten teşekkür ederim –
Kaya'nın okulundaki dans kursuna yaptığı cömert
katkı bizim için çok değerliydi.
Bu tür destekler fark yaratır –
ve iyiliğin nasıl yayılabileceğini gösterir.

Kaya'nın okul servisi şoförlerine de teşekkür ederim.
Her sabah ve her öğleden sonra Kaya'yı
sakinlikle, sevgiyle ve güvenle taşıyorlar.

Onlar genelde Kaya'nın bir okul günündeki ilk ve
son gülümsemesine tanık oluyorlar
– ve bu, onun huzuruna büyük katkı sağlıyor.

Ailemize teşekkür ederim – bize güç verdikleri için.
Ve dostlarımıza – bizi hiç sorgulamadan sevdikleri
için.

İbrahim Yurtseven (İbo)'ya da teşekkür ederim –
bu kitabı yazmam için bana cesaret verdiği için.

Ve en derin, en içten teşekkürüm iki özel insana:

Eşim Mahir'e –
gücü, sevgisi ve hiç tükenmeyen inancıyla beni hep
ayakta tuttu.
Ben düşerken o beni taşıdı.
O, benim kaya gibi dayanağım.

Ve kızıma, Berfin'e –
sabırı, kocaman kalbi ve sessiz bilgeliğiyle...
O sadece Kaya'nın ablası değil – onun meleği.
Ve benim için her gün yeniden bir kanıt:
Sevginin sınırı yok.

Eğer bu satırlar varsa – sizin sayenizde.

Son Bir Düşünce

Eğer bu kitabı elinde tutuyorsan,
belki sen de bir yolculuktasın.
Belki cevaplar arıyorsun.
Belki sadece biraz umut…

Yürekten diliyorum ki:
Cesaret bulasın.
Teselli bulasın.
Ve asla yalnız olmadığını anlayasın.

Çünkü sonunda önemli olan
yolun kolay mı zor mu olduğu değil –
sevgiyle yürünüp yürünmediğidir.

Yolumuza eşlik ettiğin için teşekkür ederim…

„Hikâyemiz bir son değil. Her gün yeni bir başlangıç.“